"医"说科普丛书

第 三 辑

主编 岳小强

"征"话岐黄

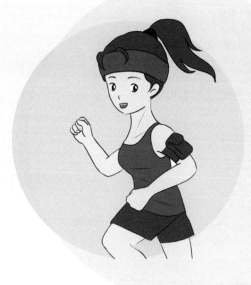

ZHENGHUA
QIHUANG

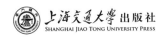
上海交通大学出版社
SHANGHAI JIAO TONG UNIVERSITY PRESS

内容提要

本书是普及中医知识的科普图书，为"'医'说科普丛书"（第三辑）之一。本丛书由《智话健齿》《实话"石"说（2）》《"征"话岐黄》三册组成，旨在帮助公众增长医学知识，提升健康素养。丛书的编写团队均来自上海权威的医疗机构，由临床医护工作者精心撰写而成，通俗易懂、图文并茂，用深入浅出的方式为读者打开通往健康的知识大门。

《"征"话岐黄》由海军军医大学第二附属医院（上海长征医院）的专家团队撰稿，该院中医科是国家中西医结合重点学科。本书聚焦中医养生知识，结合中医思想理论，分享长征医院的中医妙招。相信读者可以通过本书对中医文化、中医疗法和中医养生有更深入、更准确、更科学的认识。

图书在版编目（CIP）数据

"征"话岐黄 / 岳小强主编. -- 上海：上海交通大学出版社，2024.11 --（"医"说科普）. -- ISBN 978-7-313-31796-4

Ⅰ. R212-49

中国国家版本馆CIP数据核字第2024QA4930号

"征"话岐黄

ZHENG HUA QI HUANG

主　　编：岳小强

出版发行：上海交通大学出版社　　　　　　　　地　　址：上海市番禺路951号

邮政编码：200030　　　　　　　　　　　　　　电　　话：021-64071208

印　　制：上海盛通时代印刷有限公司　　　　　经　　销：全国新华书店

开　　本：710mm×1000mm　1/16　　　　　　印　　张：16.25

字　　数：243千字

版　　次：2024年11月第1版　　　　　　　　　印　　次：2024年11月第1次印刷

书　　号：ISBN 978-7-313-31796-4

定　　价：82.00元

序

　　"没有全民健康，就没有全面小康。"党的十九届五中全会提出"全面推进健康中国建设"，明确了2035年基本建成健康中国的远景目标。《"健康中国2030"规划纲要》的提出，更是将提升居民健康素养作为关键任务，提出到2030年，居民健康素养水平达到30%的目标。根据国家卫生健康委员会公布的数据，中国居民的健康素养水平在近年来有了显著提升。2023年，中国居民的健康素养水平达到了29.70%，比2022年提高了1.92个百分点。城市居民的健康素养水平为33.25%，而农村居民为26.23%，虽然存在差距，但城乡差距正在缩小。中国居民的健康素养水平对目标的不断接近，显示了国家在健康教育和健康促进方面的成效，是国家政策导向与社会共同努力的结晶，它见证了我们在健康教育与促进方面所取得的显著成就。

　　健康是民族昌盛和国家富强的重要标志，也是广大人民群众的共同追求。正是基于这样的背景与使命，我们迎来了"'医'说科普丛书"第三辑的问世。本丛书不仅是医学知识与科普教育的完美结合，更是《"健康中国2030"规划纲要》等政策文件精神的具体实践。它汇聚了医学领域的智慧与力量，以专业的视角、严谨的态度，将复杂的医学知识转化为通俗易懂的语言，旨在引导公众树立正确的健康观念，提升自我保健能力。

　　作为一名长期致力于医学研究与实践的医学工作者，我深感健康科普工作的重要性与紧迫性。在我看来，"'医'说科普丛书"不仅承载了传播医学知识的重任，更肩负着提升全民健康素养、推动健康中国建设的历史使命。因此，我衷心感谢黄浦区科协与上海交通大学出版社的辛勤努力与卓越贡献，为丛书的顺利出版提供了坚实的保障。

本次出版的第三辑丛书，包括《实话"石"说（2）》《智话健齿》与《"征"话岐黄》三本书，各具特色，相得益彰。它们不仅涵盖了用药安全、口腔健康、中医养生等多个重要领域，而且采用了通俗易懂的语言、图文并茂的形式，使得复杂的医学知识变得生动有趣，易于理解。特别是《实话"石"说（2）》中的"合理用药36计"，通过解答日常生活中的用药疑惑，帮助公众实现会吃药、吃好药、合理安全用药的目标；《智话健齿》则通过口腔科普漫画，让口腔健康知识更加深入人心；《"征"话岐黄》则以其独特的中医漫画风格和全面的养生知识介绍，为公众打开了一扇了解中医、应用中医的大门。

值得一提的是，"'医'说科普丛书"与我一直在研究的"稳态医学"理念一致。我们强调，应该立足于整个机体的分子、细胞、器官及全身的平衡稳态，来研究如何维护人体健康、预防和诊疗疾病。如果失去平衡稳态就是得病了。我们通过推动健康教育、疾病预防和健康生活方式的普及等策略，来增强广大民众自身的稳态调节能力，减少慢性疾病的发生。

本丛书的编写团队均来自医学领域的权威机构或知名专家，他们凭借深厚的学术功底和丰富的临床经验，确保了丛书内容的科学性和权威性。同时，黄浦区科协与上海交通大学出版社的紧密合作，也为丛书的顺利出版提供了有力的保障和支持。

展望未来，我们期待"'医'说科普丛书"能够持续深耕细作，不断创新突破，为公众提供更多优质、实用的健康科普读物。同时，我们也呼吁社会各界共同参与健康科普行动，形成全社会关注健康、支持健康的良好氛围，为实现健康中国的宏伟目标贡献我们的智慧与力量。

最后，再次祝贺"'医'说科普丛书"第三辑的成功出版，愿它成为每一位读者健康生活的良师益友！

王柏灵

中国科学院院士
中国医学科学院学部委员
南方科技大学医学院院长
2024 年 9 月

CONTENTS

目　录

个是容量单位，一个是重量
位，真的要自己去称200mL
半夏是多少克吗？

Question

重量 ？ 容量

漫画是读者广为喜爱的表达形式，具有形象直观、生动活泼的特点。利用漫画讲解中医，可以使抽象晦涩的中医理论生动形象，使生僻冷门的知识跃然纸上，帮助读者理解中医知识，增强阅读兴趣，提高记忆效果。本书通过漫画与文字相结合的形式讲解五行、五脏理论及常见本草中药，为读者带来全新的中医药阅读与学习体验，为中医教育与科普工作者带来"可视版"的漫画素材。

国人应能识"五行"

（一）五行的起源

五行学说是中国古人对宇宙形成的探索，是为了认识和解释万事万物各自的运动规律及其之间的关系，在长期的实践中逐渐形成的哲学思维学说。五行最早起源于哪个朝代，哪一本书，依据现有的文献很难说清楚。因为五行学说不是某个时间点、某个人一下子发明或提出的，而是不断丰富、不断融合先进的哲学思想，由多种不同的学说汇聚而成的认识世界的哲学观、方法论。最受关注的五行文献是《尚书·洪范》。《洪范》文本很复杂，既展现了五行内涵的丰富，也是将五行的所有起源和内涵纳入一个理论体系的"集大成者"。

（二）五行的概念

五行学说就是以金、木、水、火、土的特性来认识和分析现象和事物的属性，并运用相生、相克的规律来阐释事物之间关系的哲学理论。

五，即木、火、土、金、水五种自然界的基本物质；行，含有运动变化的含义。五行学说认为，宇宙间的万事万物可以在不同层次上分为木、火、土、金、水五类，从而构成不同级别的系统结构；五行之间的生克制化，维系着系统内部和系统之间的相对稳定。古人在对木、火、土、金、水五种基本物质的朴素认识的基础上，将五行的属性特性逐渐抽象出来，分析各种事物的五行属性，研究事物之间的相互联系。五行的各自抽象属性被划分，五行之间的关系被明确，那么某个事物符合五行中的哪个属性特征就归为某行，事物之间的关系也就推导确定出来。因此，五行日益形成一种方法论，逐渐演变成一种固定的理论框架和思维模式。

（三）五行的特性

五行各自有什么不同的特性呢？具有哪些特性的事物可以归为五行中的某行呢？古人通过长期的生产和生活实践，对五行的特性有了明确的认识。一般认为，《尚书·洪范》中"水曰润下，火曰炎上，木曰曲直，金曰从革，土爰稼穑"，是对五行特性的经典性概括，也是后世对五行特性阐发的主要依据。

木的特性："木曰曲直。"曲，屈也；直，伸也。曲直，即能屈能伸之义。木具有生长，能屈能伸，升发的特性。

火的特性："火曰炎上。"炎，热也；上，向上。火具有发热，温暖，向上的特性。

土的特性："土爰稼穑。"春种曰稼，秋收曰穑，指农作物的播种和收获。土具有载物、生化的特性，故称土载四行，为万物之母。

金的特性："金曰从革。"从，顺从，服从；革，革除，改革，变革。金具有能柔能刚，变革，肃杀的特性。

水的特性："水曰润下。"润，湿润；下，向下。水具有滋润、就下、闭藏的特性。

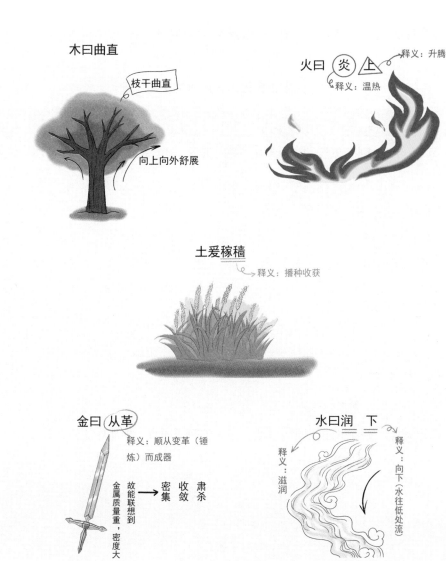

（四）事物的五行归类

中医"天人相应"的理念认为人与自然是一个整体，自然万物，包括人体，都要遵循自然规律。五行学说以五行特性为依据，运用取象比类和推演络绎的方法，将自然界的各种事物和现象，以及人体的生理病理现象，分别归属于木、火、土、金、水五行，用以说明人与自然环境的统一，以及人体内部的统一。

事物属性的五行归类

自然界							五行	人体						
五音	五味	五色	五化	五气	五方	五季		五脏	五腑	五官	形体	情志	五声	病变
角	酸	青	生	风	东	春	木	肝	胆	目	筋	怒	呼	握
徵	苦	赤	长	暑	南	夏	火	心	小肠	舌	脉	喜	笑	忧
宫	甘	黄	化	湿	中	长夏	土	脾	胃	口	肉	思	歌	哕
商	辛	白	收	燥	西	秋	金	肺	大肠	鼻	皮	悲	哭	咳
羽	咸	黑	藏	寒	北	冬	水	肾	膀胱	耳	骨	恐	呻	栗

五行之间的"爱恨情仇"

　　五行学说在探讨各类事物的属性、特点，并将它们划分为木、火、土、金、水五行属性的同时，也用五行之间的相生、相克等来探索和阐释五行系统内部各事物之间的相互关系。五行之间存在着动态而有序的相互资生和相互制约的关系，相生和相克的结合，以此维持着五行系统的动态平衡和相对稳定，以推动事物的生化不息。

　　五行相生，是指木、火、土、金、水之间存在着有序的递相资生、助长和促进的关系。五行相生的次序是：木生火，火生土，土生金，金生水，水生木，即按照顺时针方向，五行每一行"生"临近的一行。五行相克，是指木、火、土、金、水之间存在着有序的递相克制、制约的关系。五行相克的次序是：木克土，土克水，水克火，火克金，金克木，即按照顺时针方向，五行每一行"克"隔一个的一行。

　　由于五行之间存在着相生和相克的联系，所以从五行中的任何"一行"来说，都存在着"生我"、"我生"和"克我"、"我克"四个方面的联系。例如，水生木，木生火，对于木来说，水为"生我"，火为"我生"；金克木，木克土，对于木来说，金为"克我"，土为"我克"。五行学说就是以五行之间这种错综复杂的联系，来说明任何一个事物是受到整体的调节，防止其太过或不及，维持着相对的平衡。以五行来阐释自然，即能说明自然气候的正常变迁和自然界的生态平衡；以五行来阐释人体，即是说明人体脏腑之间的生理平衡。

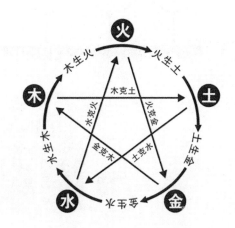

四季和五方也能与五行搭界

（一）五行与四时

既然五行是中国人认识世界的系统理论，那么我们最熟悉的四时——春夏秋冬，与五行有着怎样的对应关系呢？

1. **春季与木**：春季，生机盎然，草木生长，树木的枝条向四周伸展，养分从树根向枝头输送；冬眠的动物苏醒，开始运动、觅食。这些与木之升发、条达的特性相符。因此，春季属木。

2. **夏季与火**：夏季天气炎热，自然界的阳气最为旺盛，各种植物繁茂生长，枝

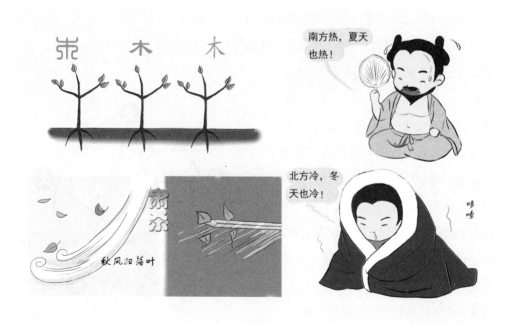

叶向上，长势迅猛；动物皆活力旺盛。这些与火的温热、向上、升腾的特点相符。因此，夏季属火。

3. **秋季与金**：秋天是收获，庄稼成熟的季节。秋季秋风萧瑟、树叶凋落、落叶归根，一派肃杀之象；动物开始准备过冬的食物，活动量下降。这些与金之收敛、下降的运动方式，以及萧瑟肃杀之性相符。因此，秋季属金。

4. **冬季与水**：冬季气温变低，阳气消尽藏于地下，草木精气归于根部；动物冬眠蛰伏。这些均与水的宁静、阴柔、收藏之性相符。因此，冬季属水。

5. **长夏与土**：春、夏、秋、冬对应了木、火、金、水，那么土对应哪个季节呢？唐代大医家王冰注《素问》："所谓长夏者，六月也。土生于火，长在夏中，既长而旺，故云长夏。"其实在农历六月，夏和秋之间，还有一段过渡期。在这一阶段，庄稼长势旺盛，逐渐开始走向成熟。这一阶段，大多阴雨连绵，暑热未退，秋风未到，气候闷热潮湿，气的上升和下降相对均衡，自然界的气处于一个相对平衡稳定的状态，这个阶段便是"长夏"。长夏符合生长中孕育收获、融物、阴阳平衡的特征。因此，长夏属土。

其实，不但一年"五季"对应五行，在一天之中，随着阳气、阴气的变化，也有类似季节更替的规律。早晨阳气初发，太阳东升，气温上升，人和一些动物从睡梦中醒来，开始活动；中午阳气旺盛，太阳当空，气温最高，人和动物精力旺盛；下午2～3点，阳气依旧旺盛，日光充足，气温较高，人和动物奔波劳作；傍晚，阳气收敛，太阳西下，气温降低，人和动物开始回家归巢；夜间，阳气收敛，阴气较盛，气温降低，人和动物开始停止活动，睡眠休息。

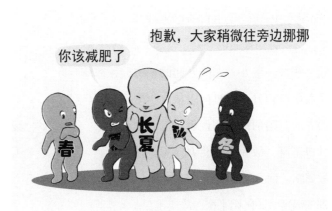

昼夜变化是四季变化的小型表现

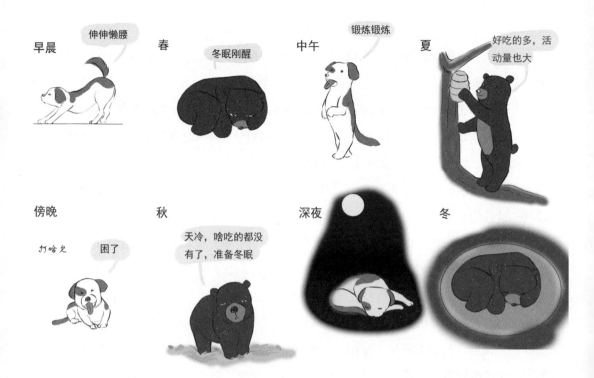

（二）五行与五方

五方，为五大方位，即东、西、南、北、中。五方与五行的对应，简单来说，可以用太阳的升降、气温的高低来解释。东方为太阳升起的地方，代表阳气初升，气机向上，故为木。西方为日落的地方，代表阳气收敛，气机下降，故为金。北方气温较冷，故属水。南方气候炎热，故属火。中部气温适宜，阴阳平衡，故土。

五行	五方	五季
木	东	春
火	南	夏
土	中	长夏
金	西	秋
水	北	冬

五行的时空理论体系形成

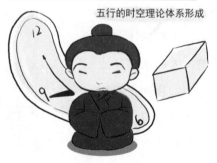

（三）五行与五脏

1. 说明人体五脏的生理功能及其相互关系

五行学说按照五脏的特性将之归属于五行，来说明五脏的生理功能。例如，木性可曲可直，枝叶条达，有升发的特性。五脏中，肝喜条达而恶抑郁，有疏泄的功能，符合木之特性，故肝属木。

五行学说应用在中医学
是以五行的特性来分析人体脏腑属性

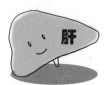
肝主疏泄，喜条达，故肝气应于木气

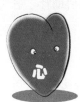
心有温煦的作用，故以心属火

脾运化水谷，气血生化之源，属土

肺气清肃，属金

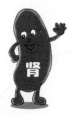
肾主水，藏精，属水

五行	五方	五季	五脏
木	东	春	肝
火	南	夏	心
土	中	长夏	脾
金	西	秋	肺
水	北	冬	肾

五行学说还将自然界的五方、五时、五气、五色、五味等与人体的五脏六腑、五体、五官等联系起来，使人体内外环境联结成一个整体。如以肝为例，"东方生风，风生木，木生酸，酸生肝，肝生筋……""东方青色，入通于肝，开窍于目，藏精与肝，其病发惊骇，其味酸、其类草木……是以知病在筋也"，这样把自然界的东方、春季、青色、风、酸等，通过五行的木与人体的肝、筋、目等脏腑、器官联系起来，体现了天人相应的整体观念。

五行学说还可以解释、阐述五脏之间的相互联系。如五行相生关系体现了五脏间相互资生：木生火，如肝藏血以济养心，肝主行气以帮助心行血；火生土，如心阳温煦脾土，促进脾的运化；土生金，如脾主运化，化生精气以养肺；金生水，如肺之阴津下行以滋肾，肺气肃降以协助肾之纳气；水生木，如肾藏精生血以滋养肝血，肾阴滋养肝阴以防肝阳上亢。五行相克关系则体现了五脏间的制约关系，如木克土，肝气通过调达舒畅，可以疏通脾土的壅滞等。

2. 阐释五脏病变的相互影响

五脏在生理上的相互联系，决定了它们在病理上也必然相互影响。五脏之间的病理影响称为疾病的"传变"，这种疾病的传变可以借用五行之间的生克异常来加以阐述，包括相生关系失常的母子相及和相克关系失常的相乘与相侮。

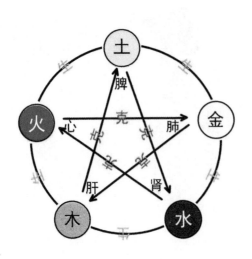

相生关系异常，包括"母病及子"和"子病犯母"两种类型。"母病及子"指疾病由母脏波及子脏的病理过程。如肾属水，肝属木，水能生木，故肾为母脏，肝为子脏。肾出了问题波及于肝，即属母病及子。临床上多表现为肾阴不足不能滋养肝木，导致肝阴虚而阴不制阳，出现肝阳上亢证。这一病理过程又称为"水不涵木"。"子病犯母"指疾病由子脏波及母脏的病理过程。如肝与心为母子之脏，若心血不足引起肝血亏虚，终致心肝血虚；或心火炽盛引起肝火旺盛，结果导致心肝火旺，均属于子病犯母。

相克关系异常，包括"相乘"和"相侮"。相乘：乘，即是以强凌弱的意思。五行中的相乘，是指五行中某"一行"被克它的"一行"克制太过，从而引起一系列的病理反应。例如：木过于强盛，克土太过，造成土的不足，或者木虽然基本正常，但土本身不足，因而形成了木克土的力量相对增强，都可能发生"木乘土"。临床上可表现为急躁易怒，胸闷口苦，腹胀腹疼，大便溏稀。相侮：侮，在这里是指"反侮"。五行中的相侮，是指由于五行中的某"一行"过于强盛，对原来"克我"的"一行"进行反侮，所以反侮亦称反克。例如：木本受金克，但在木特别强盛时，不仅不受金的克制，反而对金进行反侮（即反克），称作"木侮金"。临床上可出现咳嗽咯痰，痰中带血，大便干结，急躁易怒，胸闷口苦，寐差咽干等肝火犯肺的表现。

心——它们四个都很牛，
但我是"大哥"

夏天天气炎热，对应五行中的火，两者间的关联很明显；五脏中的心，也对应五行中的火。心为什么属火？中医理论里，心像火一样有温煦的功能。心如何温煦全身呢？那就要说说心的功能了。

（一）心主血脉

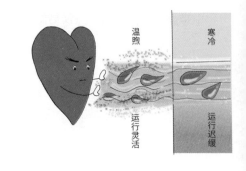

心主血脉包括主血、主脉，能营养滋润全身。

1. 心主血

（1）心能行血，即心阳的温煦，心气

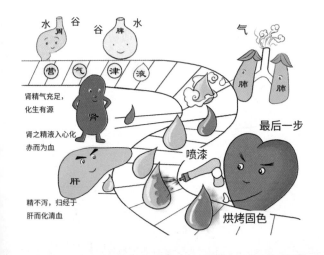

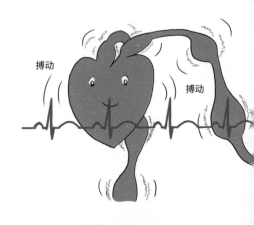

的推动，使血液在脉道中正常运行。心阳和心气充足，则血液在脉道中运行灵活；心阳和心气不足，则血液在脉道中运行迟缓。

（2）心能生血，血的生成，脾、胃、心、肺、肾、肝都有参与。营气津液靠着心火的温煦蒸化才能变赤成血，所以血生成的最后一步"化赤"是必须由心来完成的。

2. **心主脉**：脉，是血液运行的通道。心主脉体现在心与脉相连，心能温通全身血脉。脉道的通利又影响着血液的正常运行。心火足，化赤生血的动力和给全身输送血液的动力就足。可以这样理解，心就像太阳，温暖普照大地（人体），给人体带来热（能）量。地球如果没有太阳，除了失去光明，还失去了温度。同样的，心这个人体太阳没了，人也凉了（生命终结）。所以，心的温煦功能好，整个人体表现就很有温度：面色红润光泽，脉象和缓有力。异常则面色苍白，脉道空虚，细弱无力。各脏腑、四肢百骸、五官九窍、十二经脉、十五络脉等的营养均赖血液。心主血脉，就是主宰了这些脏腑官窍经络等的营养命脉，地位犹如君主。所以，《黄帝内经》里给心的职位就是君主，即"心者，君主之官"。

（二）心主神明

君主都做什么？要筹划治理国家大事。心也一样，要负责思考，负责让全身各部协调。这就是心的另一个主要的生理功能——主神明（心藏神）。

所谓神，有狭义和广义两种。广义的神，就是机体表现于外的形征，都是机体生命活动的外在反映。狭义的神，就是精神、意识、思维活动。这些意识思维活动（心神）能支配协调各脏腑组织的生理功能。心还主宰情绪活动，外物因素影响心神，能产生各种情绪，反应作用于五脏。（"思动于心则脾应……所以五志惟心所使"）血是心神活动的物质基础。心温煦、主血脉功能正常，神就有所养。心主神明的功能正常，则精神饱满，意识清楚，思维敏捷，反应灵敏，情绪调和，睡眠正常。失常则出现失眠、多梦、神志不宁，甚至谵狂，反应迟钝，健忘、精神委顿，甚至昏迷。以上就是心的两大生理功能。

肝——一个喜欢开心又容易暴躁的"将军"

如果要给各脏腑分配个官职，按《黄帝内经》的意思，肝就类似于人体的将军，即"将军之官"。说到将军，能想到什么？《黄帝内经》说它"谋虑出焉"。做事前要谋划、考虑，此时，这谋虑生机萌动却未发芽，等到了生发之机，谋虑即出。肝的生发功能可以总结成两个字——疏泄，字面意思是疏通、发泄。与木的生发向上、通畅发散类似，所以五行属木。条达顺畅是肝最喜欢的，最讨厌的是抑郁难伸。立春以后，春天就真的来了，春天属于五行中的木，人体是自然的一部分，

肝主疏泄主要体现为两大功能：调畅周身气机，调畅情志。

（一）调畅周身气机

气机是气的各种运动轨迹，就像路径，有了路径才能有气血的活动场所，肝把人体的气机生发、疏泄出来，让气通畅无阻，没有路（气机不疏），气血津液运行不畅

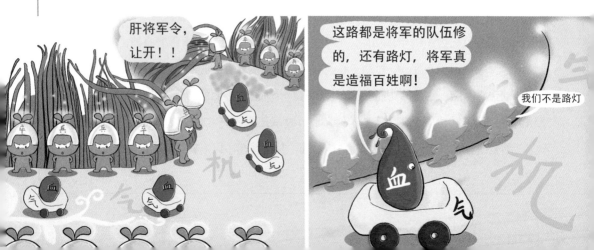

快，功能就无法发挥，所以肝调畅气机的疏泄作用，对五脏六腑来说很重要。

气血运行路径（气机）需要肝生发出来，肝疏泄功能正常，路径通畅，气血运行就通畅，功能就能正常发挥，就不会生病。另外，护卫肌表的卫气的生发也正常，就不易被外邪入侵。

（二）调畅情志

情志，狭义上就是喜怒忧思悲恐惊七种情绪，广义上就是人的心理活动。我们常说的抑郁，就是情绪闷堵不舒畅的意思，中医认为肝与情绪意志关系密切。肝疏泄有问题了，情绪就会郁闷不舒。反过来也可以成立，情绪不畅，也会影响肝的疏泄，所以保持情绪平和，是养肝很重要的一步。

肝将军正常工作的时候一片祥和，那如果不正常会出现什么情况呢？问题只会是两大类：多了和少了。

多了——肝气太盛。根据五行的生克关系，木是克土的，所以如果肝木盛，就会克伐脾土，即肝木乘脾土（克伐太过），那属土的脾就遭殃了。脾胃不好了，吃嘛嘛

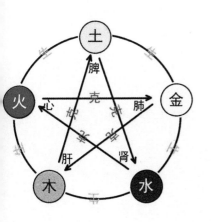

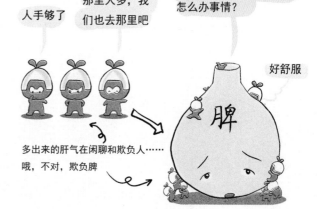

都不香。肝对应春天，春天木气旺，相应属性的肝气也旺，就可克伐脾土，所以胃溃疡等胃病春季发作得多。春天，我们可以吃些甘味的食物，甘味可以缓急，帮助肝缓解肝气过亢；甘味入脾，可以选择甘味食物助长脾的力量。

少了——疏泄不足，气运行不畅，就会出现肝气郁结，导致疏泄无力，就像肝将军的那些小豆兵不够用，路开不出来（肝气郁结、气机失于生发）。

肝疏泄无力，气血瘀滞，各种毛病就出现了，情绪也不好了。功能失常的部位以肝管辖的范围为主，时间久了还不疏通，就会逐渐蔓延至各处。

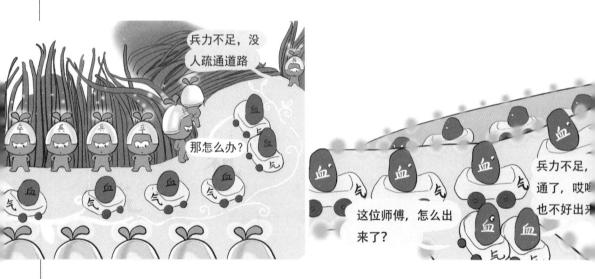

肾——凭啥动不动就说我虚

常常听到人们怀疑自己得了可怕的"肾虚"，更可怕的是错误地跑进西医肾脏病科，被医生告知"这不属于我们管"时，怀疑医师是不是在隐瞒自己病入膏肓的病情……

需要特别强调一点的是：中医的脏腑和西医的脏器不是一回事，肾虚的"肾"和西医肾脏病的"肾"的功能不是一回事。我国古代也是有解剖的，各脏器的位置和形态描述与实际基本相符。但是它们的功效是以"藏（zàng）象"来解释的。也就是用表现于外的生理、病理现象来研究解释脏腑的生理、病理功能及其相互之间的关系。这是古代医家们经过长期观察、实践得出的结论。所以，中医一个脏器的生理功能涵盖了西医的多个脏器的功能。当然西医的某个脏器的功能也可能被分散在中医的很多个脏腑功能里。

下面开始来说说中医的肾脏。

藏 藏于体内的内脏

象 表现于外的生理、病理现象

（一）位置

肾脏位于腰部，脊柱两侧，左右各一。《黄帝内经》说"腰者，肾之府"，对应的体表位置就是腰的水平。

说的是中医的肾哦。

那么中医中的肾脏有什么功能呢？

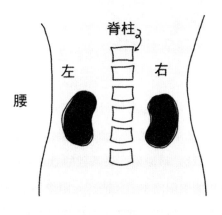

脊柱

左　右

腰

（二）主要功能

1. 藏精：主生长发育、生殖

肾脏藏精的功能是说肾能够闭藏精气，闭藏的作用是为了不让精气无故流失。这个藏很像冬天万物闭藏（动物冬眠、植物种子藏土里、幼芽藏树木里……）的感觉。所以肾属水。中医学认为，精气是构成人体的基本物质，是人体生长发育及各种功能活动的物质基础。精气分为先天精气和后天精气。先天之精是构成人体胚胎的原始物质。可以认为是父母的精气所赋予的，是生命的本身，最初的强弱取决于父母。后天精气是进食食物后，脾胃等脏腑活动化生的精经过代谢后，剩余的部分，藏在肾脏里的，就像是小金库，存的都是富余的精气。《黄帝内经》的原话是："肾者……受五脏六腑之精气而藏之。"

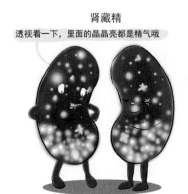

肾藏精
透视看一下，里面的晶晶亮都是精气哦

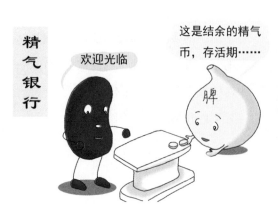

精气银行
欢迎光临
这是结余的精气币，存活期……
脾

我们常常会听到肾阴、肾阳，其实他们合起来就是肾的精气。肾中精气还称是"天一之水"，老子《道德经》说："道生一，一生二，二生三，三生万物。"所以这个"一"就是最原始、最基础的意思，中医学认为肾中的阴阳是元阴、元阳，是其他脏腑的阴阳之本。元阴、元阳像种子一样，种子好，才能生根、发芽、开花，才能滋养、温煦其他脏腑。肾中精气不足，阴阳失调时，其他各脏腑的阴阳也会失调。

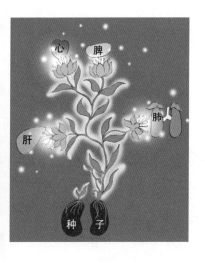

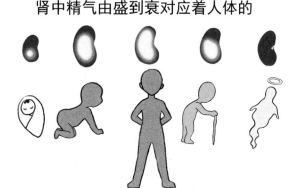

肾中精气由盛到衰对应着人体的

生　长　壮　老　已

　　肾的精气从出生开始充盈直到壮年时期，然后随着年龄增长又由盛转衰。常听到的肾虚就是肾中精气不充盈所致的一系列表现。所以肾精充足的人，生长发育正常，生育功能正常，可以享大寿。而肾虚的人则会出现生长发育不良，生殖功能低下，早衰等。这个就是肾藏精的重要性。

2. 肾主水

　　肾属水，肾也主水。肾主水是指肾中的精气对于水液的代谢平衡很重要。因为肾中精气的气化（即气的运动变化）功能是津液代谢的关键。来看看中医学中的水液代谢过程，其就像一个很有意思的水运图。

　　水经口首先进入胃，经过代谢后的津液，输送到脾脏。脾脏经过运化，将精华的部分向上输送到肺脏。肺脏将有用的水液向外宣发到体表滋养肌肤、皮毛，向下滋养全身其他脏腑。无用的"废水"则化为汗液、尿液和气排出体外。各个脏器对津液的气化都离不开肾精的蒸腾。所以肾虚，会造成水液代谢不利，就会出现水肿，或者小便量多，小便清长。

3. 主纳气

　　虽然说肺主气，但是肾有一个受纳的作用，相当于说肺吸入了清气，必须下达于

人体水运图

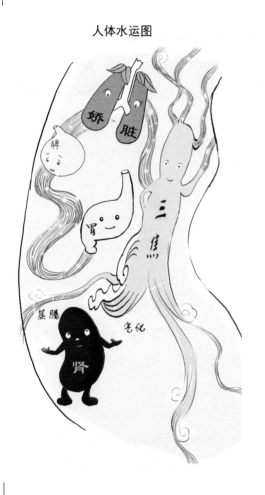

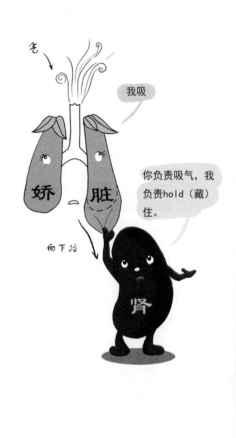

肾，也就是呼吸要保持一个深度和长度，需要肾闭藏作用的帮助。肾虚，摄纳不好，就会出现气短、喘促的表现。

4. 在体为骨，主骨生髓，其华在发

主骨生髓，是肾中精气可以促进生长发育的另一个体现。肾精气充足，就能滋养髓海，脑的发育健全。齿为骨之余，故肾精气充盈，牙齿也好。肾华在发，所以精气充盈，头发光泽有弹性。如果肾虚，就可以在上面几项中相应见到：骨质脆，易骨折，小儿可见囟门迟闭；脑髓不足，头晕；牙齿松动；头发焦枯，易落。

5. 在窍为耳及二阴

肾开窍于耳，年纪大了肾精自然逐渐减少，所以老年人好多都会耳背。肾虚的表现：听力下降、耳鸣。二阴指前后阴。前阴是排尿、生殖的器官，后阴是排便的通道。这两处的功能都与肾的气化相关，所以肾虚，就会出现尿频、遗尿、尿失禁，生殖功能下降、便秘、腹泻等表现。

一个脏器就关联这么多内容，这就是为什么头晕、耳鸣、耳聋、健忘、咳嗽、喘、腰痛、腿膝酸软、大便秘结、小便不利、月经不调、不孕不育等那么多症状，都有可能被说成是"肾虚"了。当然，这些症状也有可能是因为别的问题引起，要综合判断，所以不能看到一个症状就说"肾虚"。

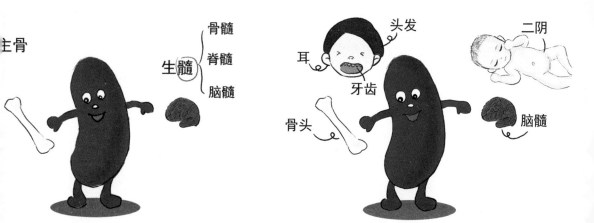

脾——最勤劳的"小黄人"

五行中土的特性是受纳万物，生化万物，那些有受纳、承载、生化作用的事物，都属于土。和土性对应的脏器，就是脾胃。中医中脾与胃相表里，功能密不可分，且脾胃五行均属土，说到脾，就要带一下其密不可分的好搭档——胃。

它们是消化系统的主要脏器，人体的消化运动，主要依赖这俩搭档。就连《黄帝内经》给官职时，都是两个脏一起给的："脾胃者，仓廪之官，五味出焉。"因此，一般说脾的时候都会带着胃一块。

脾胃负责粮仓工作，五谷精微由脾胃化生而出。人体大国的群众能否吃饱饭长身体就靠它了。土地播种、收获农作物，收获之后就存放在仓廪里。"仓廪之官"这个官职已经暗合土的特性。至于具体它们的功能是怎么对应上脾胃的？那就得说说脾胃功能。

（一）胃主受纳水谷

受纳就是接受容纳的意思。饮食入口，容纳于胃，胃那么能容纳水谷，所以还有"太仓""水谷之海"的称谓。胃能腐熟水谷，腐熟，就是食物经过胃的初步消化，形成食糜（就是碎渣渣）。胃初步消化的食糜，需要脾的运化才能成为精微。

（二）脾主运化

运，是转运输送；化，是消化吸收。运化的东西有两类：第一类，水谷；第二

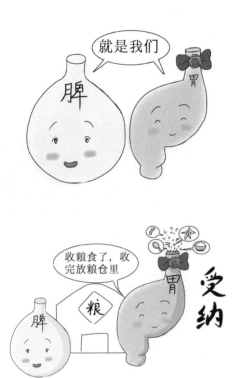

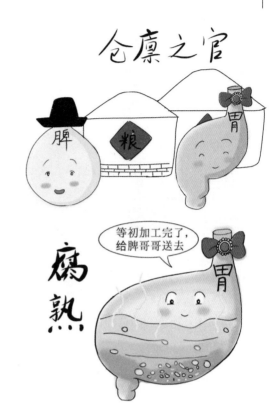

类，水液。

1. 运化水谷

　　脾能运输、消化、吸收水谷（食物），最终把水谷化为精微，之前说过胃的腐熟功能，所以把水谷运化成精微，胃也贡献了一份力量。水谷成为精微物质以后，要靠脾转输到全身。脾是气血生化之源。也就是说，人体的气血生成全赖脾的运化。要说清楚这一点，就要了解一下气血是如何生成的？气的生成：人体的气，需要肾中精气、水谷之气、自然界的清气，合而生成。

　　肾中精气又赖于水谷精气的充养。所以脾能生"气"。血的生成，血的生成原料，都是脾来提供的，没有脾化生的水谷精微，就没有生血的来源。

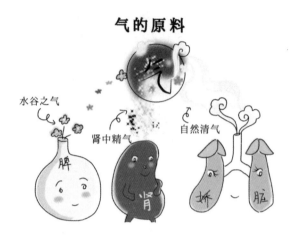

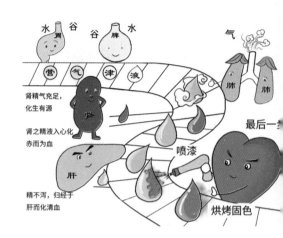

第一步没有走好，除了依靠肾中藏着的那点精气来救救急，基本上就不要想生血的事情了。所以脾的这种化水谷精微而生成气血的功能，像不像种出庄稼的田地一样？

2. 运化水液

这里说的水液，是指吃进去的东西变成精微以后，多余出来的水分。脾是非常讨厌湿的，所以它对于把水分运出去是很积极的。这些水分，该往肾走从小便排出的往肾运，该往肺走从汗出的往肺运，这个是要靠脾来推动的。

如果脾出问题会发生什么？首先气血生化没有原料，自然就气血不足。水谷精微没

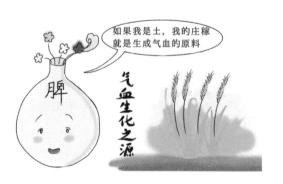

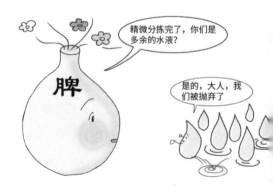

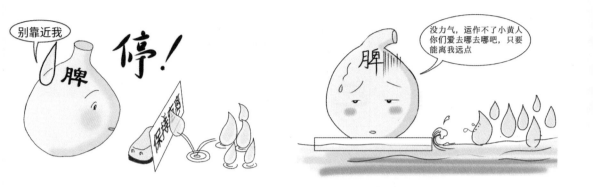

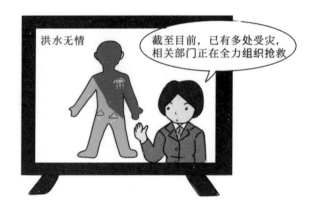

有"小黄人"运送（脾气推动），精微不能滋养脏腑，就会食欲差，泄泻大便完谷不化，倦怠，消瘦。水液没有小黄人运送，就会水液停滞，甚至泛滥，会全身多处出现水肿。

（三）脾主升清

"清"就是水谷精微等营养物质。这些清气都是要往上送的，升清说的是把这些"清"上输到心、肺、头面，通过心肺的作用化生气血（化生过程参见流水线上第二步和最后一步），营养全身。升还有一个意思——升提脏器。脏气全赖脾气的升提作用。如果脾气虚，升提出问题，会出现脏气下垂。著名的补中益气汤就是用来解决这种问题的。

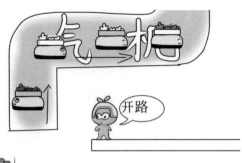

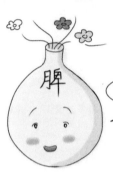

有肝帅的疏泄协助，事半功倍！

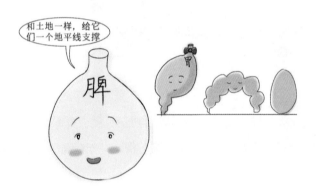

和土地一样，给它们一个地平线支撑

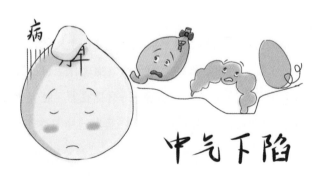

中气下陷

肺——掌握"气"的人体"大管家"

肺在五行中属"金"。金的特性是什么？《尚书·洪范》里的记录是"金曰从革"。关于从革，官方的解释是"顺从变革"，可以理解为金属的延展性很好，所以能顺着人的心意搓圆捏扁，同样，肺的延展性也不错，肺的呼吸运动也在不断地推陈出新，时刻变革着。继续延伸，金还有收敛和肃降的属性。"收敛"是金属的冶炼过程，是从大堆的矿土中凝聚而成的过程。"肃降"是升腾的水汽碰到金属变化为水，与它相应的肺，也有肃降的属性。肺是"华盖"，心火升腾，遇到肺金在上，火气就跟着下降了。

另外，若从病理上思考，金属的器物，敲打就会有声音，肺系疾病一般都有会有咳嗽、喘息的声音。引申以后，那些有收敛、肃降等功用的事物，都属于金。

肺的生理功能总结为下面几点。

（一）肺主气

这个"气"，是一身之气和呼吸之气。主气的生成和运动。自然界的清气是各种气的重要组成元素，肺由口鼻与外界相连。自然界的清气是由肺吸入的，肺有节律的一呼一吸，调节着全身之气的升降出入运动。

所以，肺的功能完整，呼吸运动就正常，气的各种功能也正常。如果肺的功能异常，则可见喘憋、咳嗽等症状。宣发是肺气向上升、向外布散的功能。肃降是肺气向下肃降、向内收敛，并肃清呼吸道的功能。宣降，是相对相反的活动，从呼吸运动方面看，宣，指向外排出浊气；降，指向内吸入自然界的清气。

从水谷精微的布散方面看，肺气宣发：将津液精微，布散到全身，向外到皮毛；

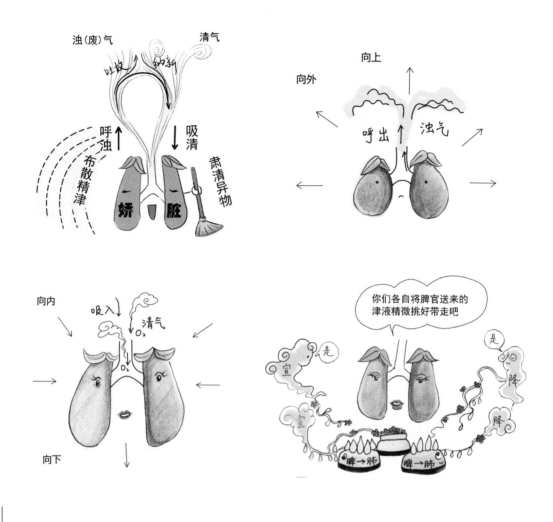

肺气肃降：将脾转输来的津液和水谷精微向下布散。

从废物代谢方面看，宣，指将代谢后的津液化为汗液，排出体外；降，指肃清呼吸道的异物，保持其清洁。肺是水之上源，李白吟诗曰"黄河之水天上来"，我们也可以把人体的水之上源，理解成这样。

（二）肺主管水道

水液代谢过程中水进了胃里，胃把水饮送到脾里，"饮入于胃，游溢精气，上输

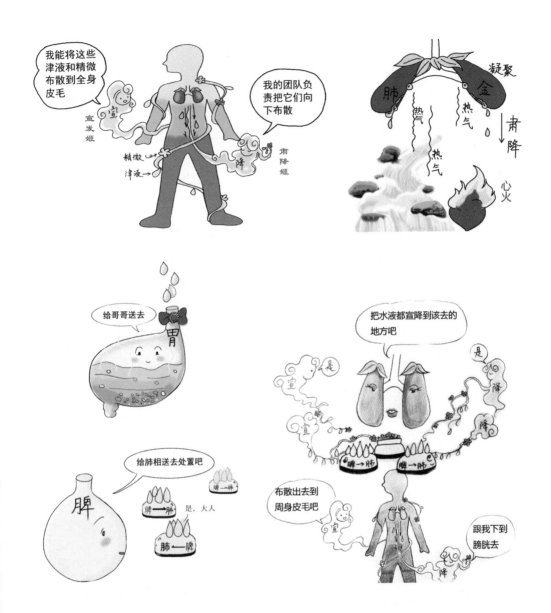

于脾"，脾把水饮再处理一下，送去了肺里，"脾气散精，上归于肺"。

将水饮敷布到皮毛、膀胱等处，即"通调水道，下输膀胱，水精四布，五经并行"。肺的宣发肃降，决定着体内水液的输布、运行和排泄。一部分布散至皮毛本，变为汗；一部分下降纳于肾，变为尿。

可见，肺、脾、肾和水液代谢关系最密切，三脏之中谁出了问题都会出现水肿。

（三）朝百脉

这个"脉"，通常都是指血脉。也有认为是指经脉的。从血脉角度来说，心为君主之官，主血脉，肺为相傅之官，可以想成肺是心君意志的执行者。在心的授权下代替心管理心所主的血脉。

如何管理？全身的血液均需依赖气的推动，通过肺的呼吸，而运行至全身。呼吸可以影响心跳血脉运行，最直观的体验就是，当我们紧张心跳加速时，深呼吸放慢呼吸速度，可以让快速的心跳逐渐慢下来。从经脉的角度来说，经络的通畅，运行的动力，都依赖于肺的呼吸。

如何运行？这就好像功夫片里的内功心法，通过呼吸吐纳来导引内气打通经脉那样。再譬如瑜伽，也是通过调身的体位法配合调息的呼吸法，以达到身心合一，保持身体的健康。

（四）主治节

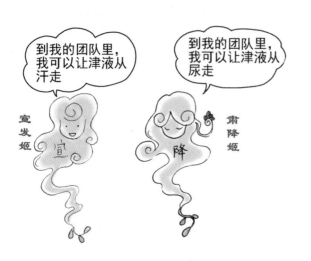

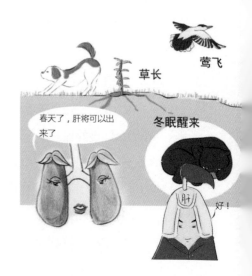

即治理和调节全身气机，治理和调节津液的输布、运行和排泄。另有说："节"是经络的穴位，这与肺朝百脉（经脉的意思）对应上了。就像古时候的节度使，丞相将君主的意志通过穴位发布至各部，又通过穴位传递收集各部的好坏信息。也有一种学说认为："节"是节气的节，自然界中一年二十四节气，一个节气气候一个变化，人体也应该与之变化来适应外界。如何让人体跟上自然界的变化？由肺来负责。

根如其花共美好——百合

每到秋季，市场上就能买到新鲜的百合。百合是花，百合是药，百合也是食物，它可以熬制很多种甜汤，就连最适合秋天吃的秋梨膏，都有百合的身影。我们要讲的百合，并非鲜花市场上那些漂亮、香气袭人的百合花，而是这花之下的像蒜一样的鳞茎。

因为它的茎是由许多肉质鳞叶组成，片片紧紧地抱在一起，所以名叫百合。药用的百合是白色百合花的鳞茎。秋天采挖百合以后洗干净，剥取鳞片，可以鲜用，也可以放在沸水中略烫，干燥后生用。

中药百合味甘（所以适合煮各种甜汤甜粥），性微寒，归肺、心经。有以下几大功效。

（一）润肺止咳

咳嗽日久导致肺虚失润，百合能补肺滋阴，润燥止咳。《卫生易简方》中有记录用鲜百合捣汁服用，治疗肺虚咳嗽吐血。

百合还能止血。燥热伤肺阴所产生的虚火导致的咳嗽或多或少会有出血，百合在此处滋阴清热，可以止虚火上炎的出血，现代研究也证实：用百合制成百合海绵止鼻血效果良好，说明百合确实有止血功效。

（二）清心安神

中医里有个用百合命名的疾病——百合病。前面说过百合归经归在心经和肺经。

中医里心主神明、血脉，肺朝百脉。如果心肺阴虚，就会累及百脉，也会影响神明，所以能出现心神不安，精神恍惚，语言、行动、饮食、感觉失调的表现，这就是中医所称的百合病。

至于为什么叫百合病，有人说可能是因为用百合这一味药来治疗这个病，也有人说可能是记载此病的《金匮要略》说的"百脉一宗（人体百脉同出一源），悉致其病"的缘故。百合病更多是像神经系统紊乱导致组织器官功能失常的情况。而百合能够清心安神，现代研究证实百合确实有镇静催眠的作用。

（三）润肠通便

《本经》中还提到百合可利大小便，临床上有用百合煮烂，和蜂蜜早晚服用来治疗便秘的例子。

（四）治疗各种疮疹

鲜百合同盐捣泥外敷，治疗疮肿不溃。也有报道外用百合治疗带状疱疹，疼痛消失时间较使用营养神经药短。唐代著名诗人王维就为百合写了一首诗，名字就叫《百合》：

> 冥搜到百合，真使当重肉。
>
> 软温甚蹲鸱，莹净岂鸿鹄？
>
> 食之倘有助，盖昔先所服。
>
> 诗肠贮微润，茗碗争余馥。
>
> 果堪止无泪，欲纵望江目。

你怎么咳嗽这么厉害？

燥正在骚扰娇肺

咳了好久，觉得超级干，有时候还有点血丝……

刚好新鲜百合上市了，可以捣汁喝。

管用么？

百合：润肺止咳

能滋润肺叶

引开纠缠的燥

令肺恢复生机

我就是阿燥

又活过来了

终于走了！

这一幕犹如当年观音大士一枝杨柳枝就将人参果树起死回生那般……

这么夸张？原来您是当年的见证人，失敬！

他从哪里冒出来的？

以上纯属夸张，目的只为加深百合能润肺的印象

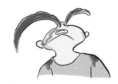

是这样吗？

这个也太重了吧？
真血腥！

吸阴大法

莫名感到身体被抽空了，心里脑海里都空空的……

神明处所

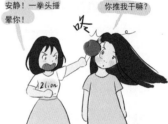

想吃不能吃

你要我带的外卖，快吃！

我吃不了，怎么办？
我是不是有病？

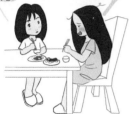

感觉失调

好冷哪！你不冷吗？我真的病了

哎呀，好热，我果然病了

啰唆

安静！一拳头捶晕你！

你推我干嘛？

想动不能动

唉！我好想举手，但是动不了，我是不是病了？

我帮你

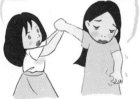

闭嘴，明明是揍你好不啦？你个感觉失调的！

那不就是神经病？

这个……差不多吧

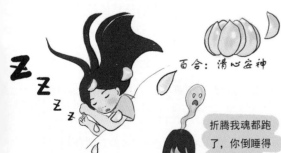

百合：清心安神

折腾我魂都跑了，你倒睡得好……

它是养阴药，治疗的是阴虚便秘，老年人可能会多一点

所有便秘都可以？

南北沙参誉南北

（一）沙参药名的考证

提到沙参，大家并不陌生。沙参在炖汤配好的汤料中能够看见，各大超市也均有售卖。

古时候大家都把各种参和人参相提并论，写了《本草经集注》的齐梁医家陶弘景说："其形不尽相类，而主疗颇同，故皆有参名。"形状类似，主要的疗效相似，所以都有一个参字。

因为是在"北地沙土所产"，并且适宜在沙土中种植，所以名字叫沙参。李时珍在《本草纲目》就提到有人会用沙参来冒充人参。

什么功效与人参相似？有句话概括：人参补五脏之阳，沙参补五脏之阴。可是也有不一样的声音，明清时候的医家陈士铎说沙参并不能补五脏之阴，倒是可以安五脏。这个"安"与"补"不同，补是滋润的意思，安是宁静的意思。沙参可以安五脏，但是只能滋润肺和肝。

虽然古代那么多人将沙参和人参放在一起谈论比较，但目前院校中药学教材却没有将其和人参来一起比较，为什么？因为到了现在，沙参有了南北之分。比较南北差异就好，何必还要牵强地和人参比较？

名字中的"南""北"确实是因为主产地域南北不同而命名。北沙参主要产于辽宁、河北、山东等北方省份，而南沙参产于河南、安徽、江苏、浙江、四川、湖南、贵州等省份，可见从产生上的确有南北之分。

两种沙参的名字、功效虽然差不多，实际上却不是一种东西。南沙参是桔梗科草本植物轮叶沙参的根，质地空疏，内多白汁，所以古代还叫羊乳、羊婆奶。看南沙参的花就知道是桔梗科的。北沙参为伞形科草本植物珊瑚菜的根，质地坚实。

什么时候沙参开始分南北的呢？明代以前沙参只有一种，即桔梗科的南沙参。清代的医药书里比较南北沙参的区别"北者质坚性寒，南者体虚力微"（《本经逢原》）；南者"质粗大而松、气薄味淡"。"清养之功，北逊于南""润降之性，南不及北"（张秉成《本草便读》）。这里说的南沙参体虚是说南沙参质地粗大、空疏，就有点像药材中的肥胖者，还是虚胖……

到了近代，曹炳章先生在《增订伪药条辨》言明北沙参是伞形科珊瑚菜，主产于山东及关东等地。不过，在《重修政和经史证类备用本草》沙参中附的归州沙参图形，与现在的伞形科植物分布地域十分相近，由此又可以推断至少宋代已有将伞形科植物做沙参用了。只是没有分清此沙参不是彼沙参。

（二）沙参的功效

说完了南北沙参的来历，接着说说它们的功效。这俩肯定是因为很相近才取了一样的名字。比如性味都是甘、微寒，均归肺、胃经。功效如下。

1. 养阴清肺

南北沙参都可以治疗燥邪、热邪伤肺，肺阴被伤而出现的咳嗽、痰黄黏稠，咽干口渴，身热等症状。

2. 益胃生津

可治疗胃阴亏虚所导致的口燥咽干、大便秘结等症状。所以胃火上炎会出现牙痛的症状，《湖南药物志》用大量杏叶沙参煮鸡蛋，吃了可以治虚火牙痛。

至于它们的不同之处，首先，南沙参比北沙参多了个祛痰的功效。其次，南沙参气薄味淡，清轻上浮，它"专主上焦，而走肺家"。所以在相同的性味归经和功效中，有种说法是：南沙参又专长于入肺经，偏于清肺止咳祛痰；北沙参专长入于胃经，偏于益胃养阴，生津止渴。另一个说法是：北沙参滋阴清肺的能力比南沙参强，而南沙参清轻上浮，能兼治表邪。

所以，他们功效如此相似，著名医家施今墨老先生常两药同用。

现代药理研究表明：南沙参煎液的祛痰作用可持续在 4 小时以上；能调节免疫功能；浸剂有明显的强心作用；对多种皮肤真菌有不同程度的抑制作用。北沙参乙醇提取物有降低体温及镇痛作用，水浸液低浓度可加强心脏收缩，浓度增高则抑制心脏跳动；具有抗突变物质。

在古代药书中，沙参的功效还有很多。以下是列举部分药书中的内容：

（1）《神农本草经》："血结惊气，除寒热，补中，益肺气。"

（2）《名医别录》："疗胸痹，心腹痛，结热邪气头痛，皮间邪热，安五脏。"

（3）《药性本草》："去皮肌浮风，疝气下坠，治常欲眠，养肝气，宣五脏风气。"

（4）《日华子本草》："补虚，止惊烦，并（治）一切恶疮疥癣及身痒，排脓消肿。"

注意事项："十八反"里的诸参反藜芦（不宜与藜芦同用）。

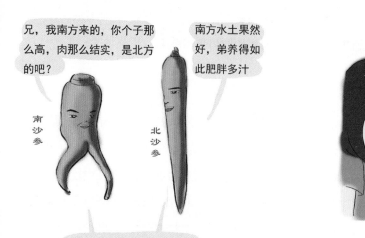

功效一：养阴清肺

那么多阴津泡泡，也没那么热了

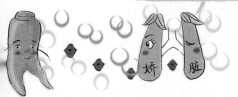

功效二：益胃生津

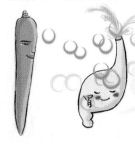

嘻嘻，津液满满，都溢出来了

南沙参长于走肺经

我就说嘛，咱们果然是一对！

北沙参长于走胃经

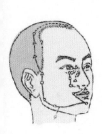

胃经循行入上齿中，还出，挟口两旁，环绕嘴唇……

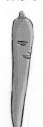

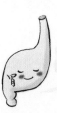

难怪你来了我如此舒服

红果子枸杞

（一）枸杞的养生传说

枸杞哪里都有，但是中医里有个词叫"道地药材"，说的就是那里生产的药质量优秀，效果显著。那这么说起来的话，枸杞就以宁夏为好。

枸杞一身都是宝，《本草纲目》载："春采枸杞叶，名天精草；夏采花，名长生草；秋采子，名枸杞子；冬采根，名地骨皮。"枸杞可以鲜用，也可以晾至皮皱后再暴晒至外皮干硬、果肉柔软，除去果梗使用。

相传李时珍喜用鲜枸杞，酒泡一夜以后，捣烂用。《抱朴子》仙药篇中都有提到"枸杞仙人杖"，还叫西王母杖，听着名字都透着仙气，果然是仙药。

古代润州有个开元寺，寺里大井旁有棵老枸杞树，所以这口井大家称为枸杞井，据说饮此井水能养人延寿。唐代那个写了《陋室铭》的刘禹锡还写了诗文描述此事。

还有个和枸杞延寿有关的故事。话说有位异士赤脚张遇见了猗氏县一老人，赠与

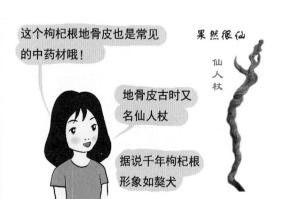

这个枸杞根地骨皮也是常见的中药材哦！

地骨皮古时又名仙人杖

据说千年枸杞根形象如獒犬

果然很仙

仙人杖

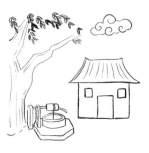

枸杞井 刘禹锡

僧房药树依寒井 井有清泉药有灵

翠黛叶生笼石甃 殷红子熟照铜瓶

枝繁本是仙人杖 根老能成瑞犬形

上品功能甘露味 还知一勺可延龄

老人"地仙丹"，令其早晚各服一丸。过了一阵子，老人自觉身体轻盈，而且新长出来了一些黑发，也不用拄拐杖了，村里人见了都纷纷称奇。这地仙丹就是用地骨皮阴干，酒浸泡一夜以后，晒七七四十九天后研末，做成如弹珠大的蜜丸，每天早晚吃一颗。其他记载还有：用枸杞泡酒，每天饮一小杯，能延缓衰老黑白发。枸杞叶煮水洗澡，可以光泽皮肤，预防疾病。鲜地骨皮捣汁外敷创口，可以促进伤口愈合。

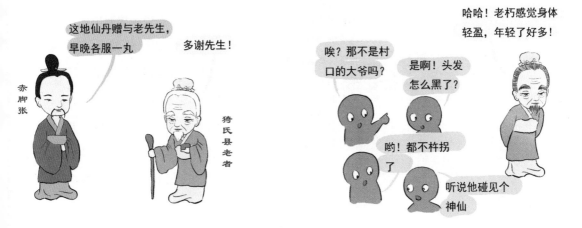

（二）枸杞的功效

枸杞，味甘，气微温（《本草新编》，另《药性本草》谓性平），入肾、肝、肺经。能够滋肾补肝，明耳目，润肺，安神，填精益髓，强筋健骨，延寿。古人说的"去家千里，勿食枸杞"说的是枸杞具有助阳的功效。古时候女子一般待在家里不抛头露面，那离家的就是男子了。男子离家时间太久，不能房事，阳气不衰，如再服用枸杞，助阳后更加难耐，故离别之夫妻均慎用。所以还有报道用枸杞治疗男性不育症，也与此药性有关。

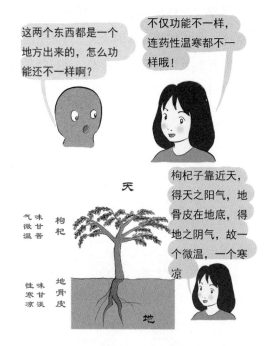

这两个东西都是一个地方出来的，怎么功能还不一样啊？

不仅功能不一样，连药性温寒都不一样哦！

枸杞子靠近天，得天之阳气，地骨皮在地底，得地之阴气，故一个微温，一个寒凉

天

气味甘苦微温 枸杞

性味甘淡寒凉 地骨皮

地

地骨皮，味甘，性寒，归肺、肾经。凉血凉骨，清泄肺热。能够治疗肺热导致的咳嗽、气喘、衄血等；也能治疗阴虚火旺引起的盗汗、骨蒸潮热。地骨皮东西虽好，也要注意：如果脾胃不好，总是腹泻的脾虚之人要避免服用。

为什么同样是一个植物上出产的药材，性味却不同呢？因为枸杞果在枝头上，得天之阳气而生；地骨皮在地下，吸地之阴气而成。因此，枸杞和地骨皮的性味完全不同。

上海市的市花也是中药——辛夷

（一）认识辛夷

在上海地区最令人赏心悦目的春花选美比赛中，不得不提上海市花——玉兰花。说起来，玉兰也是中药的一味，药名——辛夷。

这个辛夷，是玉兰的干燥花蕾，一般在冬末春初，花还未开放时采摘，除去枝梗，阴干就可以备用了，使用的时候再捣碎。

春季，在白玉兰纷纷花瓣洒落，紫玉兰则开始随之绽放。那这个药用的辛夷是紫色的还是白色的呢？难道也像芍药那样，还分赤芍和白芍？其实无论紫玉兰还是白玉兰都可以入药，而它们只有一个名字，都叫辛夷。

因为它的形状像荑，且辛味很烈，所以叫辛夷。荑是什么？《说文解字》里说是初生的茅草芽（"茅之始生也"）。辛夷味辛，性温，归肺、胃经。

肺开窍于鼻，足阳明胃经环鼻而上行。辛夷的功效和鼻子关系很大。

（二）辛夷的功效

辛夷的功效是散风寒，通鼻窍。著名医家冉雪峰说它辛味浓郁，因为它气味浓郁，所以除了能进皮毛，还能进入较深的内脏，当人体外感风寒，风邪深入头脑时，可导致头痛、脑痛、鼻塞、流涕。

一方面，辛夷体质轻盈，向上通行达头脑；另一方面，又因它能深入脏腑，故能发散进入人体巅顶的风邪，能治疗风寒所致的头痛鼻塞等症。

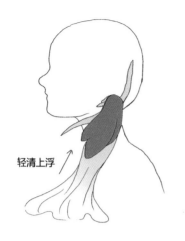

轻清上浮

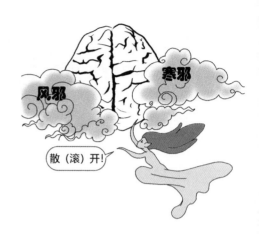

风邪　寒邪

散（滚）开！

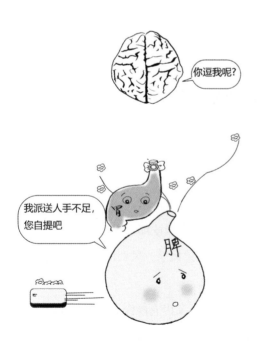

你逗我呢？

我派送人手不足，您自提吧

脾

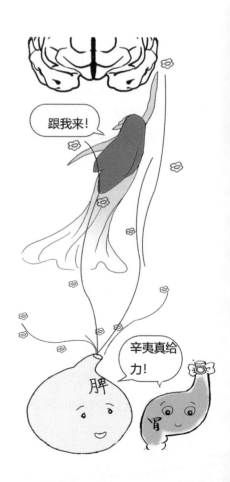

跟我来！

辛夷真给力！

脾　胃

辛夷还是治疗鼻渊头痛、鼻塞、流浊涕的重要药物。如果脾胃之气不足，则清阳不升，清阳不升则头脑失养，鼻窍不通利，也会出现头痛、鼻塞。辛夷可入胃经，能引胃中清阳之气上升，治头痛鼻塞。

用辛夷作为向导，也可将众药物引至巅顶。

李时珍在《本草纲目》里说，善于用此方法来治疗头面鼻目九窍病的，从岐伯黄帝之后，就只有写《脾胃论》的李东垣一个人了。

除了水煎服用，也可以将辛夷研末塞鼻，或水浸蒸馏液滴鼻。虽然前面说了无论紫色或白色的玉兰，都可以入药，那颜色不同是否功效上还是会有些不同呢？冉雪峰认为单通头脑的气分用白色，兼通头脑的血分可用紫色。

在现代研究中，辛夷能抗过敏、抗炎、局部收敛，它的浸膏及煎剂还有浸润麻醉的作用。

需要注意的是：① 本花有毛，煎煮的时候要包煎。② 阴虚火旺的不宜服用。

"根红苗正"话赤芍

（一）赤芍药名考证

这赤白芍的区分变迁可以当段故事来听。

在《神农本草经》里，芍药是不分赤白芍的，所以在这本书里，芍药的功效是包含了现今赤芍和白芍的功效的。赤白芍同用的情况一直持续到了南北朝。到了南北朝，陶弘景开始将芍药分为赤白芍，认为江苏蒋山、白山、茅山的芍药是白芍，其他地区的芍药是赤芍。那时候的芍药来源多是野生的芍药。到了唐宋，因为栽培芍药的增多，花朵的颜色赤白粉紫，各不相同，但是药用区分是看花根的颜色，于是这时候赤白芍的区分是以栽培芍药根的颜色来划分的。到了元明清的时候，我们可以从明朝的《本草品汇精要》中芍药的图谱发现，赤芍的花是红色，白芍的花是白色；李时珍也说根的颜色随花的颜色；清朝的《本草从新》写道，"赤白各随花色"……所以，这时期赤白芍的区分多是以花色来划分。

到了现在，赤白芍的分类是以加工方法、产地、是否栽培来区分的，此法源于近代。

我们现在的赤白芍，来源均是毛茛科植物——芍药（赤芍还有个来源是川赤芍，主产于四川）的根。

赤芍是野生芍药的直接干燥根，主产于北方（内蒙古、黑龙江、河北等）；白芍是栽培芍药的去皮水煮加工品，多产于南方（安徽、浙江等）。就是因为这种加工产地区分的方法源自近代，所以近代之前有很多医家会把赤白芍合为一药来看待，冉雪峰先生就说芍药的赤白没差别，其分别只是功效的轻重缓急不同而已。

（二）赤芍的功效

赤芍味苦，性微寒，入肝经。功效是清热凉血，活血祛瘀。

1. 清热凉血

赤芍和白芍相比较，苦味更重，都说"苦能坚阴"，所以苦味更重的赤芍和白芍相比，长于清泄血中邪热，可起到保护阴津的作用。血热是什么表现？会有发热、会出血，甚至会胡言乱语。

为什么出血？因为热迫血妄行，妄行的意思就是不能走正常的通道，到处乱跑。

血的正常通道是脉管（血管），不走正常通道，意思就是出血了，如吐血、鼻血、牙龈出血、紫斑……

为什么会胡言乱语？因为热扰了心神。

《备急千金药方》中的犀角地黄汤是治疗热入血分、迫血妄行的清热凉血方。方子中只有四味药，赤芍虽不是主角，却是很重要的角色，在这里是起到清热凉血的作用。

清了火热之邪，其实就是保护了阴血。《事林广记》记录的治疗鼻子出血、牙龈出血不止的小验方，就是单用赤芍药打成细末服用来治疗的。

当然，出血的原因有很多，这里治疗的，是因为血热造成的出血。

明朝医学家缪希雍说赤芍专入肝家血分，因为肝开窍于目，所以肝热会造成眼睛红赤，而赤芍能凉肝，所以能够治疗目赤。

号称能治疗一切眼病的洞然汤里也有芍药，赤芍的作用就是清肝热，治疗突然目赤的。

2. 活血祛瘀

祛瘀是祛除瘀血。瘀血就是血液运行迟缓或者运行不畅的状态。

瘀血有什么表现？相信大家都听过那句"不通则痛"，瘀血可以造成血脉的不通，可以表现为疼痛。

瘀血散了，血脉通了，自然就不痛了。赤芍作为活血祛瘀的常用药，当然出镜率

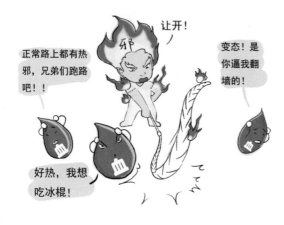

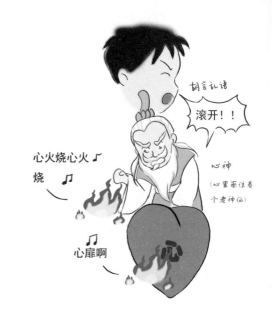

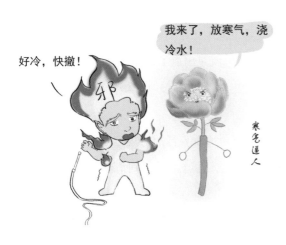

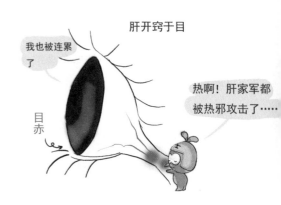

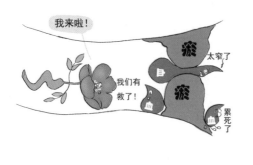

人体瘀血大致区域分配图

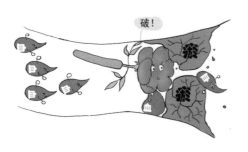

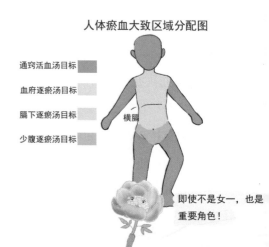

是很高的。

清朝医家王清任在《医林改错》里有各种治疗血瘀的方子，其中用"活血"或者"逐瘀"命名的方子就有 8 个，而这些方子里活血药物使用频率最高的就是赤芍（并列的还有桃仁和红花）。王清任的这些"逐瘀汤"里有四个从部位考虑的方子——治疗头面四肢、周身血管血瘀的通窍活血汤，治胸中血府血瘀的血府逐瘀汤，治肚腹血瘀之症的膈下逐瘀汤，治疗瘀在少腹的少腹逐瘀汤，全都有赤芍的身影。

赤芍、白芍，既然同出一物，一样的，临床时别忘了"十八反"，芍药还是反藜芦。

名字来历与功效一样多——三七

（一）三七药名考证

三七在中原广为流传是从《本草纲目》（1578 年）开始的，但是在此之前，《滇南本草》（1436 年）、《明代彝医术》（大概 1566 年）就已经记载了三七，说明在流入中原之前，三七已经在云南地区广泛应用了。

明代的时候，三七才来到中原。据说当年，广南府（云南文山壮族苗族自治州）的军官千里迢迢将这种南人军中用来治疗金疮的小草请李时珍鉴别此药。《本草纲目》如此写道："此药近时始出，南人军中用为金疮要药，云有奇功。"

传说李时珍还特意在自己手臂上弄出伤口，敷上这个药以后，伤口很快愈合。他又放到刚刚受过刑的犯人身上去试验，效果也是出奇的好。还说当时的兵士们要被杖刑前，如果能够提前服用一点三七，被打以后也服用三七，就不会出现气血冲心的情况。

故在《本草纲目》中记下："三七……金不换，贵重之称也。"金子都换不来，说明三七在当时功效好，但量又少，毕竟物以稀为贵嘛！《文山县志》记载，明朝时期三七的平均价格，500 克三七可以达到 500 千克大米的价格。冉雪峰先生则在使用三七以后，总结了其"金不换"这个名字，实在是因为三七起死回生的效果，并不亚于人参，十分珍贵。

关于三七为什么叫这个名字，众说纷纭。总结一下，有以下几种说法。

1. "三漆"说：张山雷说，三七也叫山漆。因为它止血、愈合伤口的作用，就像漆一样，黏合作用非常好。毕生从事三七研究的董弗兆先生考证后得出的结论也如张山雷所说。他说，"三七"的名字是源于云南文山州境内的苗族，由苗语"chei（猜）"翻译而来。苗语的"chei"是山漆，他们觉得三七医治金疮出血的功能，就像漆粘物一般灵验，所以也用"猜"来命名。赵灿熙在其书《三七》中总结，中医处方的习惯中，往往把药品名称的繁体字，用笔画简单的同音字来代替，因此后来把山漆写成了三七。三七名字的来源还有其他版本。

2."重病用陈药"说：这种说法是从民国的《马关县志》来的。说这个名字是取了孟子"七年之病，三年之艾"的意思，以说明它的灵效；七年之病就是患了七年的病，那么长时间的病，当然是难治之病，用来比喻重病、难治的病。三年之艾指三年以上的陈艾。本来的意思是，要治疗重病，需用到种植时间较长的药。比喻凡事要平时准备，事到临头再想办法是来不及的。

3."三到七年"说：这种说法是三七作为药材，必须选用生长三到七年的才有效。不到三年，药效不够，超过七年又太老。关于超过三年的重要性，有一个传说故事来给大家加深印象。从前有个青年，患了一种口鼻出血不止的怪病，看了很多医生，完全没有效果。有一天，一位姓田的医生路过，他取出一种草药的根，研磨成粉给青年吞下，没多长时间，血竟然止住了。青年一家非常感激，因为担心这种毛病复发，恳求医生留下这种神奇草药的种子。这医生也非常无私，留下了种子。一年后，青年家的药草长得非常茂盛。恰巧，知府大人的独生女也患了出血不止的病，看了好多医生都不见好转，就贴出告示，能治好女儿病者，招其为婿。青年知道这个消息，觉得这个不就是自己那个毛病，治好了功德无量，还能讨个媳妇，就带上自种的草药，研成末给小姐服下。谁知不到一个时辰，小姐竟然死了。知府大怒，命人将青年下狱，并严刑拷打，青年受不了这刑，心想肯定是那医生给了假药种子，便将赠送种子的事情向知府大人交代了。知府大人听完就命人把田医生捉拿归案，并定"谋害杀人"罪，择日问斩。田医生受这无妄之灾，心中苦闷，向知府大人解释说，此草药对各种血症都有疗效，但须长到三至七年才有效。青年所用之药，仅长满一年，本无药性，当然救不了小姐。

说完，为了证实自己所说属实，田医生直接从差役手中要过利刀，在自己大腿上一切，鲜血直流，然后他从自己药袋中取出药粉，内服外敷，血立刻止住了。这一系列操作惊呆了众人，知府大人只好放了田医生。人们为了记住这一惨痛教训，就把这种药命名为"三七"，意在提醒大家必须长到三至七年才能使用。因为此药为田医生所传，所以在有些地方又被称为"田七"。

4."**田州三七**"说："田七"这个名字，有另一个官方的版本。《增刊伪药条辨》提及"三七，原产广西镇安府，在明季镇棣田阳，所产之三七，均贡田州，故名田三七"。现代研究也证实了在三七的前2年，三七的主要有效成分在茎、叶、花上含量较多，到了第3年以后，有效成分就转移到了块根上。三七超过7年就会出现老化的说法，在文献中没有查到支持的证据。不过，超过3年的三七因为病虫害、根部腐烂、经济等原因，一般能继续种植的比较少，年限很高的三七基本上很难得，要批量地拿来做测试估计也不太可能。

冉雪峰说老山成形的三七，比老山成形的人参更难得。《伪药条辨》记录的一株百年三七，说它"野生形状类人形，称人三七，非经百年不能成人形，为最难得"。所以，说它比人参珍贵也不为过。人形的三七虽没见过，但是《伪药条辨》有记载"前广西百色商会吴宝森君，购得人三七一枚，送沪陈列"。也不知道这种难得的仙草，现在何处？

5."**叶七茎三**"说：每株三七只长三茎，每茎只有七个叶片，故名三七。关于这种说法，董弗兆先生的研究团队调查了三万株2～8年生的完整三七，实际情况为七叶，三七有七个小叶的占87.89%；有的只具有2～5个叶子，最多只能说多数为七叶，勉强对应上。茎三，调查结果是，单一茎的三七占99.79%，三茎的只占0.054%，与实物不符。所以按照茎叶来起名的说法不准确。

6."**土壤条件**"说：三七的土壤条件，要三分潮湿七分干燥，外部条件要三分阳光七分阴凉。三七对生长环境十分挑剔，喜温暖且阴凉的环境，怕严寒，怕酷暑，也怕水多。它之所以在云南文山最地道，就是因为那里低纬度（北纬23.5度）、高海拔（1 800米），自然环境符合它们严苛的生长条件。据说三七不能连种，栽种过三七的土地必须经过至少10年的休整才能够再次种植。

7."**三收七损**"说：三七的命名是体现其种植的艰辛，因为三七对生长条件非常严苛，一般只有三成收获，而七分为损失。

8．"三木七火"说：三七名字可能与"天三生木""地二生火，天七成之"的数字有关。唐容川的《本草问答》是一本以问答形式写成的书。其中有一个问题是，有些本草用数字命名，那么会按数字来治疗吗？唐容川回答时引了三七为例，"三七之叶，非三即七，其数不爽，盖秉木之气，故得三数，秉火之气，故得七数，与《河图》木火之数相合"。什么是木火之数？木的生数是三，火的成数是七。五行学说里有一种数理理论，河图的内容就是在讲五行的数。《黄帝内经》开始将五行的哲学观念引入中医药学领域，所以中药的药理有一部分是应用五行学说来解释的。于是唐容川继续道，"木火之脏属肝与心，于人身司血。三七叶青，而有红筋，亦木火之色，故其根能化瘀行血，只完其心火生血，肝木统血之令而已。能知三七之名义，则其性已得"。简而言之，就是三七名字里的数字，在河图里属于木与火之数，分别对应人体五脏的肝与心，而肝与心的诸多功能与血相关，正合三七的功效——行血化瘀。

（二）三七的颜色和质地

三七的外形特征常用几个词来描述，"狮子头、菊花心、铜皮、铁骨"。"狮子头"是指三七顶端及周围的瘤状突起物；"菊花心"是形容三七的断面外观，其上可见放

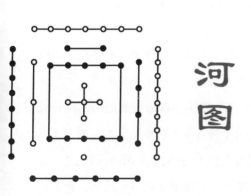

河图

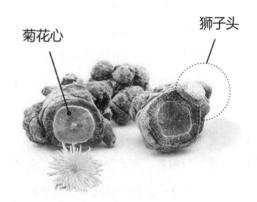

菊花心　　　狮子头

射状纹理，就如菊花发散的花瓣一般。"铜皮"是指它的表皮颜色，黄绿色好似黄铜；"铁骨"指它坚硬如铁的质地。据说它很难砸碎，敲击时发出的音质和金属铁器一样。笔者专门试了一下，真的是锵锵的金属声，很坚硬，这样看来，制作三七粉真心不容易。铁锤也敲不碎的草木，该是最硬的草木。所以有人冠以"木中金刚石"的称谓，暗示它可以钻透一切瘀血积滞，确实当之无愧。它作为中药，需要选用生长了 3 ~ 7 年的植株的根部，洗净，干燥，研细粉末。

（三）三七的功效

三七的性味：甘，微苦，温。归经：归肝、胃经。

三七的功效主治如下。

1. 止血

三七的止血效果，被公认是极好的，内服外用皆可。很多医家都有经典的论述。黄元御评价："凡吐衄崩漏刀伤箭射一切新血皆止，血病之上药也。"李时珍记录："其金刀箭伤，跌仆杖疮，血出不止。捣烂涂或干为末掺之，止血立效。亦主吐血、衄血、下血、血痢、崩中、经水不止、产后恶血不下、血晕血痛、赤目痈肿、虎咬、蛇伤。"陈士铎在《本草新编》里写道："最止诸血，外血可遏，内血可禁，崩漏可除……余用之治吐血、衄血、咯血，与脐上出血、毛孔渗血，无不神效。"

附张锡纯记录的案例：

例 1：一个十四五岁的少年，吐血很重，治疗很多天都没有效果，病情危急。后来有医者单用三七末一两，让少年分三次服下，当天服完，就马上止血了。

例 2：又有一个 40 多岁的妇人，月经一直不停，使用寻常治血崩的药都没有效果，出血多了，渐渐危重。后来请了一个医者，给予傅青主女科中治老妇血崩方（黄芪、当归各一两，桑叶十四片，煎汤送服三七细末三钱），就喝了一剂药，好了！

例 3：还有张锡纯夫人的经验。当年在日本留学时，她的手曾受伤出血，敷西药磺碘少许，疼痛立止，但是伤口需用三日才愈合。后来夫人手又受伤出血，敷三七末少许，很快疼痛就止住了，24小时之内伤处就愈合了。

三七止血效果佳，由上述可知，单味用药就有效。当然，如果配合补血补气药同用，效果更佳。因为三七能治疗一切血病，所以它在江湖上又有了另一个称号——"血见愁"。

2. 散瘀

李时珍在《本草纲目》里说三七可治产后恶血不下。这恶血不出，留于体内，就成了瘀血，三七既然能治疗此瘀血，也就暗示了三七能活血化瘀的作用。黄元御也总结其功效："行瘀血而敛新（出）血，凡产后经期跌打痛肿一切瘀血皆破。"

《本草纲目》里还记录了散瘀的"动物实验"：用三七末掺在猪血中，血可化为水。虽然这个实验比较生活态（粗糙），但是实验精神还是值得点赞的。既然三七止血又散瘀，那就涉及一个问题：出血者用三七，虽能止血，那散瘀（活血）会不会加重出血呢？

西药中的止血药因为是作用于某个凝血环节，所以有凝血成瘀的可能。相反，活血药，不，应该叫抗凝或抗血小板药物就会有出血的可能。从西医分子层面上来看出血与凝血的关系，那就相当于一种非此即彼、非黑即白的关系：止血就会成瘀，活血就会出血。

同样，我们临床碰到既往心梗或脑梗的患者，如果消化道出血了，用止血药，就会担心有可能增加脑梗或心梗的风险。可是在中医里，并非只有黑白，止血不一定不能行血。中医认为离经之血即为瘀血，这离经之血就属于出血范畴。又有"瘀血不去，新血不生"的说法。

所以，从中医学角度看，止血和化瘀并不是对立的。冉雪峰也赞同这样的观点，所以对于那些说止血不能行血，行血不能止血的人，他评价他们是"拘虚执一，最是医道魔障"。

在中药里，行血又兼止血，或者止血又兼行血的药还有很多呢！比如郁金既止血，又破恶血；蒲黄既止血，又消瘀血；五灵脂既能行血，亦能止血；赤石脂消肿散瘀，止血之中亦能行血。

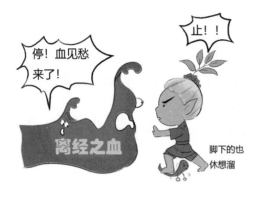

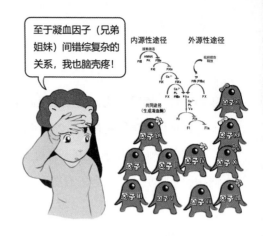

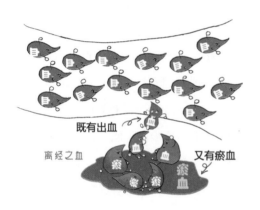

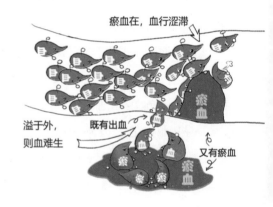

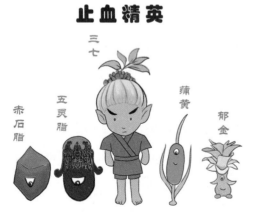

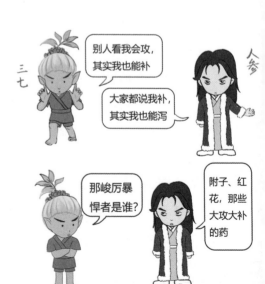

此类药物还有很多……这样止血的同时能散瘀，才能在行血的时候，不怕出血者虚脱，止血时不怕其壅滞。张锡纯通过实证观察，同样认为，强制用药止血，会导致血瘀经络，最终形成血痹虚劳，这倒是与现代对止血药的认识相似。在他的《医学衷中参西录》里记录的病案可以观出止血不散瘀的问题。

例1：一个患者大量便血，西医用止血针注射后，血很快就止住了。但是血止之后，患者却乏力、食欲不振，脉芤无力，重按还很涩。他给患者服用三七末三钱，分两次服，大便出来了紫黑血，从此每次大便时，必有瘀血随下。至第五日，所下渐少。至第七日，就不见瘀血了。没有瘀血以后，就停服三七，观察了10余天，身体已经恢复如初。

例2：还有一个年轻人常患吐血，用止血药物治疗2个月以后不吐血了，但是胸闷、发热，时有疼痛，食欲不佳。分析原因是因为用药强制止血以后，导致瘀血留存于体内导致。他用滋阴养血健胃利气的方剂煎汤，送服三七末二钱，第二煎仍送服一钱，喝了四付药以后，又开始吐血，这次吐的是黑紫色的血，吐完以后，胸闷热痛都缓解了。再接着喝了几剂以后又吐血一次，从此，这个病就痊愈了。

以上案例展示了在止血上，西药与中药间思路的差异。并由此可知用三七止血，因其还能化瘀，所以血止以后，不至于会导致瘀血留于经络。

例3：一个妇人六个月月经不来，心中发热胀闷。喝了很多通经的药，有了一点点月经，但是小肚子总是有一个硬块。后来每天口服三七末四五钱，大概服了三两左右，月经来了，小肚子里的硬块也消失了。因为善化瘀血，故又善治女子癥瘕、月事不通，化瘀血而不伤新血，实在是理血妙品。看到三七化瘀能力如此强，于是张锡纯给了三七很高的评价。认为三七这一味药，可以替代《金匮要略》中的那些下瘀血汤，而且比下瘀血汤的风险更小，更加稳妥。

参考他的经验，可以考虑在为患者使用西医止血药物以后，服用一些化瘀血的药（当然最稳妥的就是三七了），这样，不归经之血，才不至于凝滞在经络中，最后变成瘀血为患。

3. 消肿止痛

被尊称为医学实践大师的张锡纯，在进行中西医汇通的探索时，常常采用实证的方法、亲自尝药、亲自监制，所以三七怎么可能放过。关于三七，张锡纯自己使用的心路历程（案例）如下。有一年夏天，因为贪凉，睡觉没拉窗帘。受风以后，他右边脸肿了起来，还非常痛，痛得晚上都睡不着觉。自己服用解热镇痛的西药，虽然出了汗，但是心里热，脸肿带着牙床也红肿热痛了。于是自己又开了清火散风、活血消肿的中药服用，心里倒是不热了，但右脸还是肿痛热不减轻。他后来想起：用三七外敷，能化瘀血，止金疮作痛。所以他就思考：用它内服，应该也能迅速化掉瘀血，瘀血化了疼痛肯定能止住。于是他弄了三七末二钱服下，几分钟后，疼痛即有所减轻，当天又服两次，疼痛消失，红肿见消。继续服药每天三次服药，连服两天之后，完全消肿。这样折腾一番，让张锡纯深深感叹：三七之功能令人不可思议！由此可知，三七消肿止痛效果非凡。于是在《医学衷中参西录》里记录：跌打损伤、脏腑经络作痛者，可以用三七外敷内服，疼痛可止。疮疡初起肿疼者，用三七外敷可消（可与大黄末等分，醋调敷）。除了止痛消肿，还能敛疮生肌。《本草纲目》里有载：痈肿刚起来的时候，用三七可以促进痈肿内消；如果痈肿破溃了，用三七可以协助生肌敛疮。

4. 补虚

三七与人参之所以并称，一是因为两者都为补虚好药，二是因为两者都是极为贵重的药品。赵学敏也在《本草纲目拾遗》中提及"三七颇类人参，人参补气第一，三七补血第一，味同而功亦等，故人并称曰人参、三七为药品中之最珍贵者"。

《和汉药考》里记载了一个小故事：日本德川时期有养金鱼的人家，看到金鱼不行了，奄奄一息，用了好多方法都没有效果，有一次不小心把三七粉撒在水缸里，鱼居然又活蹦乱跳了。有了这次的"偶然"，以后只要碰到鱼儿快不行的情况，就试着用三七，都能好。于是冉雪峰这么评价这两个站在顶端的药物：人参补中有攻，三七攻中有补，非其他峻厉暴悍者可比。服用方法上，内服外用皆可。

可以水煎，但是因为三七真的很贵，所以为了节省，多研成粉末，冲服。注意：孕妇慎用！

现代医药研究表明，三七确实有止血，改善冠脉循环，镇痛抗疲劳，抗炎，抗氧化，降低血脂及胆固醇、调节免疫的作用。可用于治疗各种出血的疾病如冠心病、高脂血症等。

"文、道、医"三圈都火的菖蒲

端午时节，进入仲夏，各种蛇虫（五毒）都活跃起来，最容易发生疫病，而菖蒲、艾草气味芳香，可祛除毒邪，所以在端午节时，以菖蒲为剑、以艾草作鞭，将菖蒲、艾草悬挂于门庭，或浸水沐浴，或饮菖蒲酒，可趋避邪魅。要说菖蒲，能写的还真多，因为在古代，它可是受万千宠爱的一株奇草。纵横各个圈子，文人爱它，道家爱它，医家也爱它。

（一）菖蒲名字由来

为啥叫菖蒲？李时珍说是因为它是蒲类之昌盛者。《吕氏春秋》说因为它是冬至后百草中第一个萌生的，看见菖蒲生长，就可以开始耕种了。《典术》说菖蒲又叫"尧韭"，一是因为它长得像韭菜，二是它和尧还有些关系。传说尧的母亲怀孕时，天下一直大旱，直到他降生，才普降甘露，甘露落到地上，生出碧草，这草就是菖蒲。"尧时天降精于庭为韭，感百阴之气为菖蒲。故曰尧韭"。

（二）菖蒲的种类

菖蒲种类很多，按《本草纲目》记录，菖蒲分五种：生于池泽湿地，蒲叶肥，根高二三尺的，是泥菖蒲；生于溪涧，蒲叶瘦，根也是高二三尺的，是水菖蒲；生于高山水石之间，叶有剑脊，瘦根密节，高尺余的，是石菖蒲；人家以砂栽养一年，到春天剪洗，越剪越细，高四五寸，叶如韭，根如匙柄粗的，也是石菖蒲；根长二三分，叶长寸许，是钱蒲。端午时节，挂在门庭的是叶片庞大的水菖蒲。养在家中观赏的一般多为石菖蒲、钱菖蒲。

（三）文人圈中的菖蒲

文人所谓的"花卉四雅"是兰、菊、水仙、菖蒲。（"花有四雅，兰花淡雅，菊花高雅，水仙素雅，菖蒲清雅"。——文震亨《长物志》）四雅当中，因为菖蒲能"小隐于野、大隐于市"，被文人墨客誉为"天下第一雅"。

古往今来，喜爱菖蒲的著名文人很多，包括李白、杜甫、陆游、郑板桥、苏东坡等如雷贯耳的大文豪。在他们的作品里，都能找到对菖蒲表达喜爱之意的诗词。

夏初湖村杂题

［宋］陆游

寒泉自换菖蒲水，活火闲煎橄榄茶。

自是闲人足闲趣，本无心学野僧家。

在写了30多首菖蒲诗的苏东坡眼中，菖蒲是这样一株草：凡草生石上，必须微土以附其根。惟石菖蒲濯去泥土，渍以清水，置盆中，可数十年不枯。节叶坚瘦，根须连络，苍然于几案间，久更可喜。有延年轻身之功，忍寒苦，安淡泊，与清泉白石为伍，不待泥土而生。又有明代王象晋在《群芳谱》里赞："不假日色，不资寸土，不计春秋，愈久则愈密、愈瘠则愈细，可以适情，可以养性，书斋左右，一有此君，便觉清趣潇洒。"道破了文人骚客如此喜爱它的原因：安于淡泊，能忍寒苦，不假日色，不资寸土，与清泉白石相伴，风吹雨打之后，依然清香如故。它的"清""雅"，正好契合了文人雅士的风骨。

（四）道家圈的菖蒲

菖蒲气味芳香，可避邪秽，叶片像剑，自带锋芒，方士隐为水剑。道藏有专门一篇《菖蒲传》，记录如何服食菖蒲可得道；《神仙传》也有食菖蒲得长生的故事，修仙之人都偏爱菖蒲，似乎吃了菖蒲，就可以离成仙更进一步。

嵩山采菖蒲者

［唐］李白

神仙多古貌，双耳下垂肩。

嵩岳逢汉武，疑是九疑仙。

我来采菖蒲，服食可延年。

言终忽不见，灭影入云烟。

喻帝竟莫悟，终归茂陵田。

菖蒲一寸九节开紫花为最佳，可是，古时菖蒲花开却难得一见。正因为花开难见，古时还认为菖蒲开花是吉兆。《梁书》记载：太祖皇后在家里，忽然看见庭院的菖蒲开花，光彩照人，很不真实，就问旁边伺候的人："看见菖蒲开花了没？"其他人都说没有看见，皇后就说："我听说能看见菖蒲花的人会富贵。"然后就摘下吃掉了，之后就生了高祖，最终当了太后，确实是富贵了。（"太祖皇后张氏尝于室内忽见庭前菖蒲生花，光彩照灼，非世所有，后惊异之，谓侍者曰：'汝见否？'皆云未见。

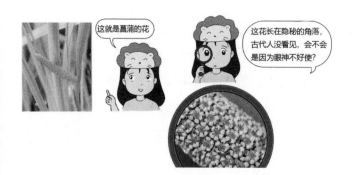

这就是菖蒲的花

这花长在隐秘的角落，古代人没看见，会不会是因为眼神不好使？

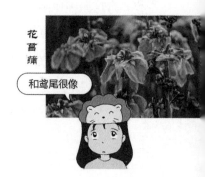

花菖蒲

和鸢尾很像

后曰：'尝闻见菖蒲花当贵。'因取食之，生高祖。"）后来虽然也有人专门植菖蒲以待花开，可依然难得一见。有诗为证：

题图诗

［清］金农

五年十年种法夸，白石清泉是一家。

莫怪菖蒲花罕见，不逢知己不开花。

网络上搜索"紫花菖蒲"都是现在称为"花菖蒲"的图，和我们所说的菖蒲并非一类。菖蒲是天南星科，有香气，初夏开花，花黄色；花菖蒲是鸢尾科，无香气，春季开花，原种的花呈紫蓝色。

（五）医疗圈的菖蒲

冉雪峰说：菖蒲在《神农本草经》列为上品，且位置在人参、黄芪、白术、茯苓之前，说明它在古代，也很受医家重视。药用的菖蒲是天南星科多年生草本植物石菖蒲的根茎。我国长江流域以南各省均有分布。秋冬季采挖，除去叶、须根及泥沙，晒干或鲜用。《名医别录》说：菖蒲一寸九节者良。所以后世都叫它"九节菖蒲"。为什么九节的好？医家陈士铎说是取九窍俱可通的意思。

菖蒲的性味：性温，味辛，入心、胃经。菖蒲的功效如下。

1. 开窍宁神，益心智

菖蒲可以开心窍，心窍闭的表现为痴呆，癫狂，昏迷，神志不清，健忘……因为心主神明，神志方面的问题多与心有关，上述症状很多都因为痰浊阻滞心窍，菖蒲入心，涤痰开窍作用卓越，宣通阳气，痰浊去，气血通，心气豁然贯通，心窍就开了。

《金匮要略·杂疗方》治疗昏不知人，而脉搏仍跳动，气息闭塞如尸，静而不动的尸蹶，用菖蒲屑放在鼻中，肉桂末放在舌下治疗，也是取菖蒲可开窍的作用。《温病全书》中的菖蒲郁金汤，是治疗湿温证痰浊蒙蔽心包的，这一类的患者表现为神识呆钝，有时清楚有时昏昧，喉间痰鸣，舌苔白腻，方中用菖蒲化浊辟秽、涤痰开窍。

现代研究证实，单味菖蒲或石菖蒲提取的 α-细辛醚治疗癫痫有效。水煎剂也显示了明显的镇静、抗惊厥作用。除了用于治疗神识方面的问题，也可治疗心本身的问题，国医大师朱良春先生治疗心律失常的心肌炎或冠心病患者，如果夹有痰浊，舌苔白腻的，常以石菖蒲、远志各 3 g，泡汤送服"刺五加片"，宁心化痰，调畅心气，每天 3 次，疗效甚好。

2. 明耳目，治健忘失眠

菖蒲能通心窍，心窍通，则九窍俱通。九窍包括眼、耳、鼻、口、前后阴，冉雪峰说"九窍通，则清道浊道咸赅，则有形无形俱畅"。下面是各种书籍里记录的菖蒲可以通窍的使用方法，途径众多，可以拓展一下思路。《千金方》载：甲子日，取菖蒲一寸九节者，阴干百日，为末。每次以酒冲服大约 1 g，每天 3 次，久服耳目聪明，益智不忘。《本草纲目》还说，将菖蒲叶上的露水，清晨取来洗目，可以明目。《遵生八笺》也记录了用菖蒲朝露清眼，看来这是明朝一项流行的眼目保养项目。哪怕不经口服、外用，只是把菖蒲放在房中，也对眼睛有好处。《臞仙神隐书》就有记录，因为古时候照明，都用油灯、蜡烛，燃烧的烟尘多少会对眼睛有碍，将石菖蒲置于案几上，夜间观书，可吸收烟尘，避免眼睛受到损伤。

3. 除风湿痹痛

风寒湿合而成痹，痹，就是闭的意思，俗话说"不通则痛"，所以"痹"会痛，原则上把闭塞的地方打开了，痹痛就会减轻。菖蒲辛温走窜，芳香搜剔，有开的作用，所以能除风寒湿邪，止痹痛。

4. 治咳喘上气

咳喘，是因为气痰痹阻，对的，又是闭，所以气痰痹阻一开，咳喘自然就平了。名医朱良春先生使用治疗慢性支气管炎，发现菖蒲可以使患者的痰量锐减。

5. 止小便利

先讲一个大家都熟知的医案故事：陆游与原配夫人唐婉婚后不久，唐婉就患了尿频症，每天起夜二十多次，把唐婉折磨得日夜不宁，多方诊治，效果都不好，后来有一老叟给了一处方：石菖蒲、黄连各等分，研末过筛，每日早晚用黄酒送服 6 克。唐婉服用后，病竟痊愈了。陆游十分感激老叟，写下《菖蒲》诗相赠：

> 雁山菖蒲昆山石，陈叟持来慰幽寂。
>
> 寸根蹙密九节瘦，一拳突兀千金直。
>
> 清泉碧缶相发挥，高僧野人动颜色。
>
> 盆山苍然日在眼，此物一来俱扫迹。
>
> 根蟠叶茂看愈好，向来恨不相从早。
>
> 所嗟我亦饱风霜，养气无功日衰槁。

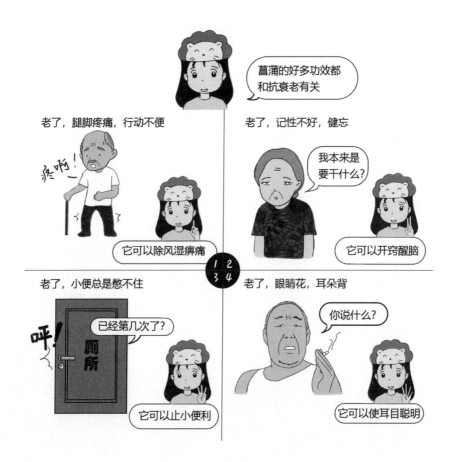

这个故事里菖蒲的作用就是止小便。因为菖蒲性温，可温肠胃，温膀胱之虚寒，则小便不禁自止。冉雪峰对菖蒲的功效进行了很简洁地总结：就是一个"开"字贯彻到底。

最后要注意一下：现在市场上售卖的九节菖蒲，是毛茛科植物阿尔泰银莲花的根茎，功效类似，但它与石菖蒲的有效成分不一样，不含挥发油类成分，且有毒，不要搞混了。

冉雪峰将这些草木拟人化的时候，并不像文人写的那样清雅秀气，反而是带着一股侠气，说菖蒲：性清劲，辛而不燥，温而不烈，刚健含婀娜，纯阳中别具一种清劲气概，不愧是水草中的精英。

平凡沿阶草——麦冬

（一）名称由来

麦冬，听名字也许有点距离感，但是它作为城市（园林）绿化的重要群演，你肯定见过。也许是在路边的绿化带，或者公园里，或者小区里，肯定见过。因为它易于生长，四季常青，隆隆冬日也能青葱润泽，所以作景观绿化时常常用到它。

清代园艺学专著《花镜》描绘："丛生一圈，叶如韭而更细长，性柔韧，色翠绿鲜润。植之庭砌，蓬蓬四垂，颇堪清玩。"它的另一个名字——沿阶草，倒是充分概括了它沿着路边、庭前、阶下蔓蔓生长的特点。一般多用它装点庭前阶下，填补乔木灌木下的空白处。中国园林之父陈从周先生认为它的地被美化作用比青苔还好，称它"谦虚地愿做造园中的配角，因风披拂，楚楚有致，发挥了园林中不可思议的作用……园林中用它来'补白'，来修正假山的缺陷，花径的平直……"，并为它赋诗：

> 柳垂岛上馆前兰，春去夏来镇日闲。
>
> 得借阶边盈尺地，花开数茎自嫣然。

它的花朵小巧，颜色淡雅。花落后结出的蓝碧色小果子，很像青金石的手串珠子，非常可爱。它还有个文人雅士们喜爱的名字：书带草。这个名字的由来与东汉末年的经学大师郑玄有关。据说郑大师为避乱世，在不其山开书院讲学，因为山下长的麦冬草又长又韧，所以常被郑玄和学生们用来绑书，于是当地人就把这草叫书带草。因为郑玄大师字康成，所以也叫"康成书带草"。后来许多文章诗词中总以书带草来指代读书治学的地方。有诗为证：

题江夏修静寺

［唐］李白

我家北海宅，作寺南江滨。

空庭无玉树，高殿坐幽人。

书带留青草，琴堂幂素尘。

平生种桃李，寂灭不成春。

和文与可洋川园池三十首　书轩

［宋］苏轼

雨昏石砚寒云色，风动牙签乱叶声。

庭下已生书带草，使君疑是郑康成。

麦冬有很多种，大概来区分一下麦冬与山麦冬。两个都属于百合科，麦冬为沿阶草属，山麦冬为山麦冬属。可以从多方面进行鉴别。花葶：麦冬花葶比细叶短得多；山麦冬的花葶高于叶子。花朵：麦冬的花为白色或淡紫色，相比起来不太起眼；山麦冬的花色一般为淡紫色或者蓝色，很显眼。果实：麦冬蓝黑，山麦冬黑色。块根：麦冬呈纺锤形，两端略尖，短粗饱满，表面黄白色；山麦冬呈纺锤形或长条形，长扁多弯曲，表面白色。

《中药学》教材里记载的药用麦冬，为百合科多年生草本植物麦冬、百合科沿阶草属和山麦冬属数种植物的肉质块根。现行版《中国药典》有单列的山麦冬，将两者作为不同药材来记录。但是看二者功效无明显差别，有人说应该区别应用，也有人说可以通用。麦冬作为药用，始见于《神农本草经》，原名麦门冬，最初写作麦䕤冬。《本草纲目》说它名字的由来：麦须叫䕤，因为麦冬的根像麦而且有须，所以叫麦䕤；又因为它凌冬不凋，所以叫麦䕤冬。后面为了书写方便就书作麦门冬，再后来更简称为麦冬。《任之堂学药记》里则从甲骨文"冬"字来解释，可以了解一下。

本义是一条绳子两端都打着结，古时候人们用结绳来记录事件，这是表示终结的意思。冬天一过，一年终结，这就是"冬"。麦冬根须上挂着的纺锤状肉质小块根，与"冬"很像。这些小块根可以储存养分，这些养分保障了它在干旱或寒冬时能存活下来。

麦冬全国大部分地区都有，主要产于浙江、四川等地，分别又叫杭麦冬，川麦冬，外形上也有点小差别。它的小块根不是一直长下去的，所以采集是有特定季节的。浙江在栽培后第三年小满至夏至采挖，四川则在栽培后第二年的清明至谷雨采挖，野麦冬在清明后采挖，总之要在夏至前采摘，清代的刘潜江说这是因为"以至阴效至阳之用"。至阴就是麦冬养阴的功效，至阳指的是心肺，意思就是心肺要发挥它们的功能离不开阴津滋润。

（二）功效

麦冬的性味：甘，微苦，微寒，气微香。归经：归肺、脾、胃、心经。功效：养阴生津。

养哪里的阴？主要养它归的那几经。

1. 入脾胃经，益胃生津

《医学衷中参西录》说它入胃可以养胃液，开胃进食；入脾可以助脾散精于肺。升降濡润中，兼具开通之力。清代邹润安也在《本经疏证》说麦冬能回阴燥，通脉气。都提到了麦冬在补阴的同时，有通的功效。

如何通？我们可以从邹润安解释《神农本草经》麦冬治疗"心腹结气，伤中伤饱"来理解：如果胃气偏胜，就会很能吃。吃进去的食物多，只要脾消化转输功能稍微跟不上，吃进去的不能及时转出去，肚子就会堵得难受，气就壅滞了。壅滞的越久，胃气就生了热。邹润安说这个过程就像《伤寒论》里的"胃热阳绝"：胃气生热，伤了阴液，阴液少了不能和阳，阴阳平衡打破，阳就相对盛了，再加上热，阳就更加旺盛，阴不能济阳就会生燥。热越盛就越壅堵，继续发展下去，就会出现吃进去也不吸收，脉络不与心肺相通，所以人会消瘦，会气短。这就是心腹气结的过程。麦冬既补且通，能补阴液，还能让脉络与心肺相通。它的这个通并不是如理气活血药那般冲出一条血路。而是如润滑剂那般把停摆的机器再继续运转了，机器自己就可以把堵塞的路径给疏通出来。

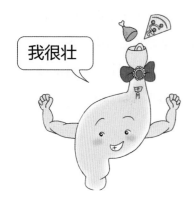

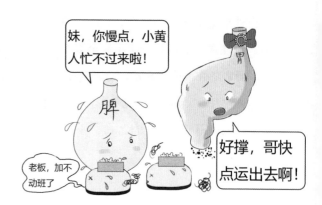

麦冬滋了胃阴，胃就可以输精上行，养了肺阴，肺就可以敷布其他脏腑。这样心肺、脉络都通畅了。古时候人们认识事物常常采用"取类比象"的形象思维；可以说是我们祖先通过总结天地万物的运动变化轨迹，抽象出的一套规律。从取类比象层面来看麦冬，邹润安、冉雪峰描述它的形象如胃，根株累累，四旁横出，其形贯通，就像可以联络其他脏腑脉络一样，所以有以补为通的特征。

胃中阴津亏损所致的胃热，需要清热养阴，但是苦寒药可以清热，却很伤脾胃，不利于胃气恢复。王绵之建议可以选择甘寒的药物，甘补脾胃，麦冬性寒味甘，刚好适合，在养阴清热的时候，把伤胃程度降到最小。

2. 入肺经，润肺养阴

麦冬可以治疗外感燥邪，肺阴被伤的咳嗽。这种咳嗽的典型特征是：干咳，咯痰不爽，嘴很干，咽很燥，舌头红，光剥无苔，干干的，没有口水湿润。

比如麦门冬汤，是一张治疗胃阴亏带着肺阴亏，导致咳喘的处方。这个方子的特点是麦冬量很大，用了七升。

麦冬七升，半夏一升，人参三两，甘草二两，粳米三合，大枣十二枚。

（郝万山老师说汉代一两等于 15.625 g，为了换算方便，约成 15 g。1 合 = 20 mL，1 升 = 200 mL）

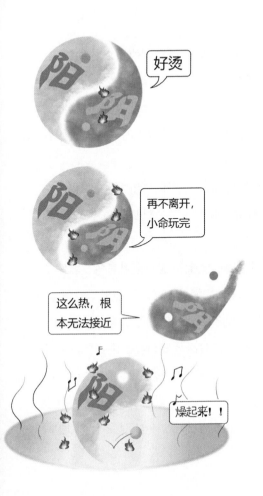

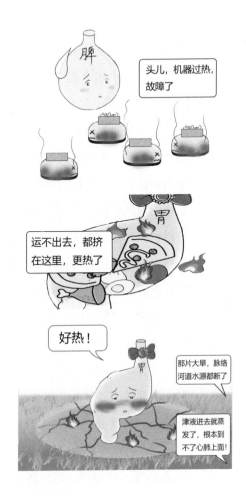

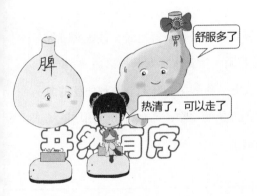

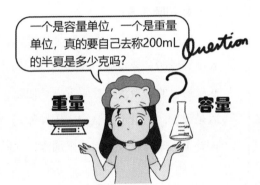

说明在临床中麦冬的用量很大。杨士铎在《本草新编》里提到他用麦冬的诀窍：麦冬之妙，往往少用之而不能成功。他举了一堆例子意在说明，胃火这么大，土地（胃土）都干裂开了，区区一杯水来救火当然不行！肯定要瓢泼大雨。灭火还得补肺，因为肺是水之上源。用大量麦冬补得肺气盛了，这时候就像深秋露重时候，空气中弥漫着浓重的雾露，还怕它火不降下来？

邹润安说：麦冬祛热和那些苦寒药不同，它性清和，质润泽，能"使亢阳得依于阴，是所谓散肺伏火也；使逆气得入于经，是所谓益肺气也"。意思就是：阳宝，你和热待得也够久了，该各回各家，各找各妈了。

当然人体是个复杂的整体，并不是看到肺阴亏损的咳嗽，就一味用麦冬。名医黄元御告诉我们：虽然麦冬是凉肺泻热、生津除烦、泽枯润燥的上品。但如果是脾胃虚，中焦斡旋失调，胃胆气逆，影响到肺的咳嗽，单用麦冬不会有效。他认为脾胃虚的患者，越用寒凉药，脾胃越虚，胃土更逆，肺热更剧。此时必须要用补益中焦的药才能起效，最好能肺胃同医，还举例说明医圣张仲景用麦冬，也是会和人参、甘草同用的。

所以张仲景的麦门冬汤里有人参、甘草、粳米、大枣这些益气的药，补养胃气以便输送津液到肺里去。另有治疗大热伤气、大汗伤阴的生脉饮，也是麦冬伴着人参，补元气，同时可以养肺胃之阴。

3. 入心经：养心阴，清心热

心阴虚了，常见心烦、心慌、失眠。麦冬入心经，可以养心阴，清心除烦。中医经典安眠除烦的方剂里很多都能找到麦冬，比如天王补心丹、柏子养心丸、竹叶石膏汤、清营汤。

4. 润肠通便

按照五行生克来看，肺金生肾水，所以杨士铎提到肺燥带着肾也燥，肾燥又带着大小肠燥时，要益肺气来生肾水。可以用麦冬滋肺阴，生肾水，润肠燥以通便。《温病条辨》的增液汤治疗阴亏燥结便秘，就玄参、麦冬、生地黄三味药。这种便秘的成因是津少，肠道不被濡润，传导失司，古人有个很形象的比喻：无水行舟。用增液汤大补了阴津，就像往河道里加水，水满了，舟就动了。

5. 美颜色，悦肌肤

《图经本草》说用新鲜的麦门冬去心，绞汁，和白蜜，加水煮，煮的时候一直搅，直到像饴糖那样就可以收装起来，每日用温酒化服。可以补中益心，悦颜色，安神益气，令人肥健。《医方摘要》中用麦冬和地黄二味熬成膏，每日服用，治疗男女血虚。《本草纲目》记载：麦门冬、地黄，服之令人头不白，……令人肌体滑泽，除身上一切恶气不洁之疾。此方只有火盛气壮的人服用才合适。如果胃寒气弱，不适合。现代的动物实验研究，麦冬是可以抗氧化或延缓衰老的。

6. 其他功效

烫伤：《本草新编》记载，被开水烫伤皮肉的，可以用麦冬半斤，煮汁，外扫烫伤处，号称"随扫随干，少顷即止痛生肌，神效之极"。止血：因为阴虚有热可导致出血，麦冬能滋阴清热，热清而血止。《太平圣惠方》麦门冬饮子，鲜麦冬汁、鲜生地黄汁、生刺蓟汁同用，治疗吐血衄血不止。《兰室宝鉴》用麦门冬汤漱口，能止牙龈出血。《保命集》，麦门冬去心，生地黄各五钱，水煎服，治疗衄血不止。

关于麦冬去心还是不去心，从前讨论得比较多。

一开始医家认为不去心的麦冬服用以后会让人心烦，所以都主张去心。从明代末开始，不去心的主张开始多起来，现代研究证实了麦冬去心与不去心效果相同，不去心也未发现不良反应，所以现在几乎都是连心用。作为好药，就免不了要被拿来和其他补药比较一番。

冉雪峰把麦冬和跟它组队的人参、地黄做了比较。说麦冬：味甘过人参，补益不及人参之峻，多液似地黄，黏腻不及地黄之浓。一来它不像人参那么峻补，二来也不像地黄那么滋腻，补而性缓，滋而质轻所以如果需要清补的可以用。这是补的一面，关于清热，杨士铎评价它：那么多的清肺药，都是有损无益的，始终不如麦冬这样能清中有补。

综上所述，麦冬的作用是养阴生津，无论养的是肺阴、胃阴、还是心阴。特点是既补且通，无滋腻之弊；清肺而无损于肺。

按照历代前辈们的经验来看，使用麦冬，第一，药量要大；第二，脾胃虚弱的不能单用。

秋季很燥，经常鼻干、口干、皮肤干，麦冬刚好可以用起来。麦冬雪梨汤：麦冬、雪梨和冰糖一起炖，甜汤喝喝，滋阴润肺。《温病条辨》的五汁饮润肺养阴、清心除烦。梨、鲜藕、鲜芦根、鲜麦冬、荸荠，将材料该洗的洗，该去皮去核的就去，该切的切，用榨汁机榨好，装杯。

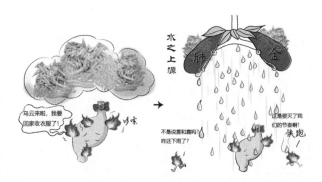

（原文："胃火之盛，必须补水，而补水之源，在于补肺。然而外火既盛，非杯水可解。""阴寒之气，断须深秋白露之时，金气大旺，而后湛露溏溏，多且浓也。故欲肺气之旺，必用麦冬之重。"）

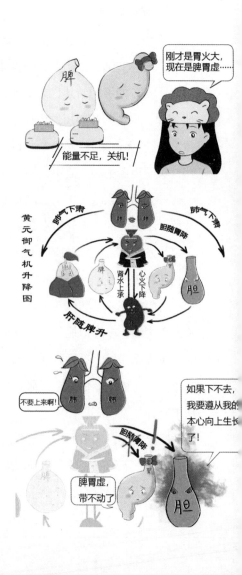

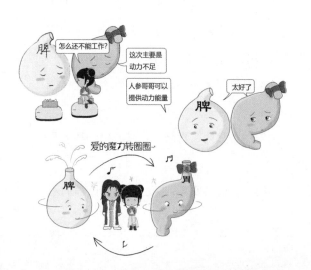

傲霜而香功效不凡的菊花

（一）性味归经

菊花的性味：辛、甘、苦，性微寒。归经：归肺、肝经。

（二）功效主治

1. 疏风散热

中医理论认为花是开在整个植株的最上端，质地又很轻，所以花类药物一般都是轻清上浮的。当然，菊花也是体轻上浮，可达表，主要治疗上部（胸、头面部）及在表（肌肤）的疾患。辛味可疏散，苦可泻热，入肺经，花形绽放，主散。多条线索综合起来，菊花的功效就可以归结为：疏散肺经风热。

《温病条辨》中的桑菊饮就是用来治疗风温初起的代表方剂。在风热感冒初期，出现发热、头痛、咳嗽，有黄色黏稠痰液，口干的时候，可以泡些黄菊花来喝。药用的菊花又有黄、白之分，贾九如说黄菊花味苦重，气香散，主清肺火。所以散肺经热、去外感之邪的时候适合用黄菊花。

现在我们提到的感冒发热，不是细菌感染，就是病毒感染。现代药理研究也提示菊花能抗菌、抗病毒。

2. 平抑肝阳

菊花性微寒，也入肝经，所以菊花能清肝热，平肝阳。那肝热具体会有啥表现？按照疾病发展的常见规律，热盛则出现风动。肝在体合筋，筋联结关节、肌肉，支配关节肌肉运动，肝风动就会出现肢体震颤、抽搐，严重者甚至有神昏的表现。这时候，要把风给平下来，就需要镇得住它的东西。按照五行生克来看，肝是属木的，平肝木的，是金。

李时珍在《本草纲目》说菊花生长开花结果是在四季里完成的，经历了四季，所以也吸收了四季的自然之气。尤其它是在秋冬季开花结果，秋天属金、冬天属水，所以得秋冬之精华最多，性味功效上也就与金水的属性相近，所以能够补益肺肾两脏。肺属金，补金所以可以平木气，木气平了，风就停息了，同时性微寒又可以除热，故菊花能够平抑肝阳。治疗内风的羚角钩藤汤里用菊花，就是取其能平肝熄风，金色为白，所以在平抑肝木时使用白菊花为好。现代研究也表明，菊花能降血压，血压升高导致的头晕眼花等症状，也与肝风内动很相似。

3. 清肝明目

肝经属于肝脏，联络胆腑，向上通过横膈，分布于胁肋部，沿喉咙之后，向上进入鼻咽部，连接目系，向上经前额到达巅顶与督脉交会。

另外，肝开窍于目，所以眼睛的视力，要靠肝气的疏泄和肝血的营养。菊花入肝经，能养肝阴、滋肝血，又能清泄肝热，可以用来治疗肝经有热的目赤肿痛。也可以用来治疗肝肾阴虚的眼睛昏花，杞菊地黄丸就是治疗肝肾阴虚导致的眼睛干涩、看东西不清楚。这样的眼睛问题，一般表现为看东西时间不能太长，时间长了眼睛就发胀，很累。我们平时看电脑多，看手机多，保温瓶里泡泡菊花加枸杞，真是电脑手机

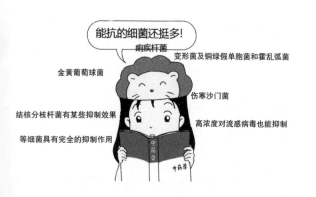

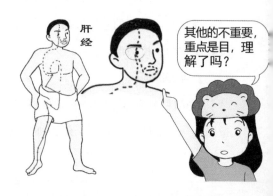

族的护眼良方。

4. 清热解毒

菊花味苦，性微寒，能清热解毒，可以用来治疗疮痈肿毒，相当于现代医学所说的化脓性的皮肤炎症。肺主皮毛，所以很多皮肤病从中医理论来看，都与肺相关，此类疮痈肿毒多为肺热郁滞，菊花本身就归肺经，用菊花清顺肺金刚刚好！《外科十法》里的菊花甘草汤常被用来治疗疔疮。

《神农本草经》中说菊花可治疗"皮肤死肌"，道出了菊花能治的皮肤病，不止是寻常皮肤病，还可治疗很严重的皮肤病。在《肘后备急方》中有记录治疗疔肿垂死的患者，用菊花一握，捣汁一升服用，入口即活。这个案例，足以让人对菊花清热解毒、治疗疔疮的功效印象深刻。

5. 益寿延年

《神农本草经》中说菊花"久服利血气，轻身耐老延年"。菊花一直都是道家服食的重要本草，葛洪在《玉函方》里称菊花：春采苗叫"玉英"，夏采叶叫"容成"，秋采花叫"金精"，冬采根茎叫"长生"，以上四季采摘的菊花合在一起捣成末，和酒服一钱匕，或以蜜丸梧子大，久服就可以黑发变白，返老还童，长寿延年。这里的一钱匕，就是汉代的一个计量单位，大概 1.8 g。为什么菊花如此受道家欢迎？陈士铎也给出了论据，说菊花得天地至清之气，在所有花卉凋败的时候独自绽放，傲霜而香，仅仅是草木，却与松柏一样在群芳凋谢之后依然坚挺，这样，还不能说明它是长生之物？

6. 解酒

《外台秘要》里记录用九月九日真菊花捣成细末，饮服方寸匕，具有解酒的效果。

（三）菊花药膳

如此家常的菊花原来这样好用，那么，我们来看看平时可以怎么样用菊花来养生呢？

1. 菊花枕：把菊花放在枕头里，可以作枕明目。还对高血压、头晕、失眠有较好

的疗效。

2. **做护膝**：用菊花、陈艾叶作护膝，鹤膝风等膝关节炎导致的疼痛会慢慢减轻。

3. **菊花茶**：就是随手可做的，一壶开水一烫一焖，就可以当茶水饮用，悦口怡情的同时也有上述作用。

4. **菊花粥**：将菊花与粳米同煮成粥，有清热、降压、安神之效。

5. **菊花羹**：将菊花与银耳或莲子煮成羹，食时加入少许冰塘。用菊花煮鱼肉或鸡肉，荤中有素，补而不腻，清心爽口。

6. **菊花锅子**：相传慈禧的最爱御膳是——菊花锅子。清代皇室的亲戚，美食家唐鲁孙先生是这么描述菊花锅子的："汤绝不用鸡鸭汤，而是上好排骨吊的高汤，所以鲜而不腻，一清似水，锅子料子一定是鳜鱼片、小活虾、猪肚、腰片，什件都是去疵抽筋一烫即熟，菊花选得精，洗得净，粉丝、馓子都用头锅油炸，所以没有烟燎子味儿。最后在锅子里浇上一盘白菊花瓣，赏心悦目。读得人食欲大增，到得深秋时节，刚好可以这么来一餐！"

需要注意的是：虽然菊花非常好，但是因为性微寒，所以脾胃虚寒的人要谨慎使用。

长得像酒杯的栀子

（一）药名考证

栀子，《神农本草经》里叫"木丹"，《名医别录》里叫"越桃"。《本草纲目》里李时珍说了它名字的由来：因为长得像酒杯，卮，是酒器的意思，所以就叫作了"栀"。

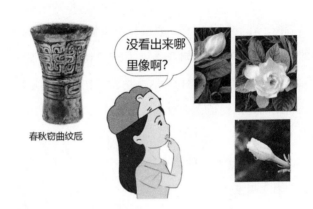

春秋窃曲纹卮

没看出来哪里像啊？

它是茜草科常绿灌木，初夏开花，花色素白，花气清芬，广泛分布于长江以南各省。栀子在古代是作为药物和染料用的。它果实的汁是黄红色，所以古时候作为黄色染料，被广泛应用在服装上，是很重要的染色剂。

古代诗词中，常用栀子来表达"结同心"，不仅传递异性爱恋，也传递同性情谊。用栀子表达"同心"，最早应该是南朝（梁）女诗人刘令娴的诗：

摘同心栀子赠谢娘因附此诗

［南北朝］刘令娴

两叶虽为赠，交情永未因。

同心何处恨，栀子最关人。

很多人说它是写给她女朋友的诗，也有人说这首诗是写给闺蜜的，无论如何，栀子总是传递深厚情谊的意思。

又有刘禹锡的栀子花诗：

和令狐相公咏栀子花

[唐] 刘禹锡

蜀国花已尽，越桃今已开。

色疑琼树倚，香似玉京来。

且赏同心处，那忧别叶催。

佳人如拟咏，何必待寒梅。

借栀子花的同心之意，表达与令狐楚相交知心的深厚情谊，也用栀子花赞美令狐楚的高风亮节——佳人如拟咏，（如想吟诗作赋，咏叹君子的高雅气度）何必待寒梅。（不必等到寒梅盛开时借梅咏叹，用栀子花的洁白芬芳来咏叹其高洁也可以）

药用的是山栀子，一般小区里面栽培观赏用的是水栀子，两个的花朵不一样，水栀子，植株矮小，花小叶小，重瓣；山栀子是栀子花的野生种，高大粗壮，叶稍小，花单瓣。果实长得也不一样，市场上水栀子的果实，是作为山栀子的伪品出现的。两者外观相似，味道相似，大小不同，形状不同。药用的山栀子，采摘是在秋季，当果实成熟呈现红黄色的时候采摘。

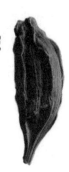

（二）性味归经与功效

栀子性寒，味苦。入心、肺、胃、三焦经。功效主治如下。

1. 泻火除烦

栀子泻火的范围很广，我们来数数历代医家对栀子的经验之谈。张元素说：栀子轻飘而象肺，色赤而像火，故能泻肺中之火。还能清心火，除烦躁，去上焦虚热，治风。《伤寒论》中用栀子豉汤治疗心烦，懊恼，烦躁不得眠。这种烦是因为郁热搅扰心神导致。出问题的地方是心。

心，在中医理论，为君主之官，心为热扰，则五脏不安。冉雪峰说：栀子是心家要药，味苦，性寒，苦味入心，寒能泻火，所以栀子能清心，心清静了，五脏就可以安宁了。

写了《本草衍义》的寇宗奭又说：栀子可以治胃中热气，也治心经留热。金元四大家之一的朱丹溪说：栀子能泻三焦之火，痞块中火邪，也可以清胃脘之血。他用越鞠丸治六郁（气、血、痰、火、湿、食郁），其中栀子能解火郁。周岩在《本草思辨录》里说：栀子泻的热，不是外感热病的浮散之热，也不是腹中有燥屎导致的坚结之热，是瘀郁之热。综上，我们可以了解到，栀子可以清泄心、肺、胃、三焦的热，清的这个热是郁热。因为热扰心神会心烦，热郁肺、胃、三焦，也会心烦。所以，栀子可以除火郁导致的心烦。

2. 凉血解毒，止血

在古时候，我们虽没有现在"立芷血""止血敏"这样的止血西药，但也不能坐以待毙，中药也有很多止血效果好的药物，栀子也是其中之一。

（1）治疗鼻出血：在《黎居士简易方》中，有记录用山栀子烧灰，吹入鼻内，可止血，屡用有效。现代有研究证实生栀子碾碎，放在麻油里24小时，然后文火加热到油面起烟时停止，过滤以后，用棉花蘸透，塞入鼻中，治疗一直出鼻血的患者，有效率很高。

（2）治疗消化道出血：

《食疗本草》里把栀子烧成灰，用水送服，治疗大便鲜血。

《太平圣惠方》上记录用老山栀子仁焙研，用水送服，治疗酒毒下血（酗酒以后的消化道出血）。

《肘后备急方》里也用栀子治疗热毒血痢，用栀子十四枚，去皮捣末，做成像梧桐子一样大小的蜜丸，每服三丸，日三服，也可以水煎。

（3）烫伤：用栀子末和鸡蛋清混匀，外敷烫伤处。（《救急方》）

（4）治疗火疮：

《备急千金要方》用栀子捣和油涂搽，治疗火疮初发。中药的功效还有头身尾、梗和籽与生熟之分，药用部位不一样，作用不一样，炮制方法不一样，作用也不一样：生栀子——清热泻火；焦栀子、栀子炭——止血；栀子仁——清心除烦；栀子皮——清表热。

朱丹溪还根据生病的部位来决定煎药时带不带壳：治上焦、中焦连壳用，下焦去壳，洗去黄浆，炒用。

最后，总结一下，栀子的功效可以清热去火，除烦止血。

另外，栀子花也可以药用，在药王孙思邈的《千金翼方》里，说它可以悦颜色，也就是可以美容，是用来做面膏的；可以药用，也就是说也可以入口吃，栀子花用开水焯一下，凉拌；用鸡蛋面粉裹一下，油炸；还可以炒腊肉……而栀子果实，在调料市场中也能找到，因为栀子去火，所以重庆火锅、四川火锅里面，除了有常见的花椒、肉桂、辣椒之外，也有山栀子，用来缓和一下这么火辣的性味。

不只是那一丝清凉——薄荷

薄荷从一开始并没有被当作药材来使用，只是当作菜来食用的。即使现在，薄荷也常常出现在很多菜里。薄荷在做了那么多年的菜以后，到了《唐本草》，终于被列在药品里。

（一）性味归经

性味：味辛，性凉。归经：归肝、肺经。

（二）功效主治

1. 疏散风热

辛能散，凉能清，所以它能发散风热，擅长解风热之邪。薄荷能透发凉汗，而且发汗的力道特别强，到底如何强？张锡纯在《医学衷中参西录》说：温病发汗用薄荷，犹伤寒发汗用麻黄。

看这形容，"其力能透筋骨，外达肌表，宣通脏腑，贯串经络"，是温病患者需要发汗时，用来发汗的一味好药。

2. 疏解肝郁

薄荷不只是善解风邪，还善解忧郁。它可以治疗肝气郁滞所致的胸闷，胁肋胀痛。比如著名的解郁方——逍遥丸里就有它的参与。用来散肝热——肝郁而化生的热。它就像春日的和风一样，木喜和风，得此"和风"，郁滞的肝气才得以破土生发。

陈士铎在《本草新编》中写道，它比香附解郁更神，比柴胡解半表半里之邪，更为轻清。方剂学创始人王绵之在他的方剂学讲稿中透露：在平肝潜阳的方剂中，相较于柴胡，他更喜用薄荷来散肝郁和肝经风热，且此时用量偏少，一般 1 ~ 2 g。

《本草新编》中记录了一个病案：一个外感又有气郁的患者，平时就是各种"作"，生病了又不肯遵医嘱服药，家人劝他喝了一大碗薄橘茶（薄荷、茶、陈皮），服药之后，就痊愈了……

3. 利咽透疹，清利头目

因薄荷轻清上浮，善行头面，故可治头面部热证，比如风热头痛，眼睛红肿，也可治风热上攻的咽喉肿痛、牙痛、鼻塞等，它还善长治疗皮肤瘾疹、皮肤瘙痒。它的药力内透筋骨，外达肌表，可治疗麻疹透发不畅。

总之，它可以治疗一切风火郁热之疾。《本草纲目》里，有一个治疗眼弦赤烂（类似眼睑发炎，红肿热痛）的经验方：薄荷用生姜汁泡一晚上以后，晒干磨成粉，每次用的时候，像泡茶一样，用泡好的汤汁洗眼睛。

4. 辟秽气

秽气的原义是臭气，这里是指暑湿、湿热熏蒸的秽浊之气。薄荷芳香化浊气，能除秽气，善消毒菌，逐除恶气，所以可以治疗暑邪内郁的呕吐、腹痛、腹泻。秽浊之气如果不容易理解，若硬要和现代医学相关联，这秽浊之气有点像现代医学中的细菌、真菌等。想想那些长期湿漉漉的地方长出来的黑点、黑毛……现代研究薄荷能抗微生物，且抗菌谱较广，并能抗病毒。

5. 其他

（1）止衄血：李时珍在《本草纲目》中提到，止鼻血，可以直接搓了叶子塞鼻；

（2）治蜂蜇蛇伤：还是《本草纲目》，说用薄荷叶搓了敷在被蜂蜇蛇咬的地方，可以治疗这些伤患。

（3）令人口气香洁：明代医学家江瓘编辑的《名医类案》里的薄荷玄明散有点类似古代的牙膏，可用它来擦牙。能清洁口气，还能治疗风热牙痛。（薄荷玄明散配方：

薄荷、硝石、没食子、冰片、玄明粉、硼砂、青盐）

冉雪峰先生给薄荷一个很侠义的形象：竹叶有此清拔，淡而无味，不及此之浓郁；菖蒲有此刚劲，烈而寡和，不及此之清扬。冷气森森，婀娜含刚健，薄荷就是药中的聂隐娘、红线女一样。

注意：因为薄荷辛香耗气，所以体虚的人不宜使用。这些有着芳香气味的药物，因为有挥发油的因素，所以不宜久煎，以免影响药效。

所以，为了保持它的芳香气味，一般都是后下的。不过王绵之先生认为用薄荷来解肝郁、疏肝热时，则无需后下。

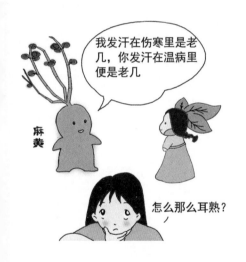

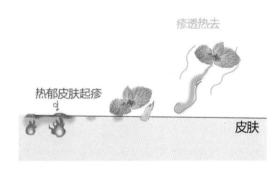

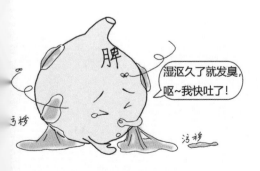

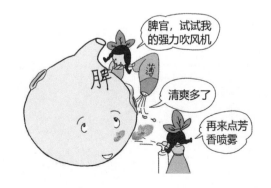

一年之计在于春

守规矩方得盛夏之实

秋季容平宜养"收"

冬养藏，重食养

梅开阳萌傲寒霜——大寒养生

……

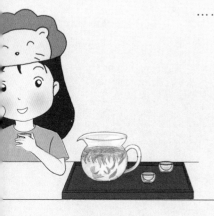

　　人是自然的产物，《素问》认为，"人以天地之气生，四时之法成""天食（读 si，通"饲"，提供、供给）人以五气，地食人以五味"。这些都说明人依赖于天地自然提供的物质条件而生存，同时还要顺应四时阴阳的变化规律，根据节气的更替，合理安排饮食、起居、劳作以及房事等活动的节律与禁忌，才能达到阴阳调和、颐身养神、祛病延年的效果。如《黄帝内经》中所说，"夫四时阴阳者，万物之根本也。所以圣人春夏养阳，秋冬养阴，以从其根，故与万物沉浮于生长之门。逆其根，则伐其本，坏其真矣。故四时阴阳者，万物之始终也，死生之本也。逆之则灾害生，从之则苛疾不起"。就是告诉人们，四时阴阳之气的消长变化是化育万物、推动万物生长化收藏的根本动力，直接影响万物的荣枯生死。因此，从古至今善于养生的人重视春夏保养阳气，秋冬顾护阴气，以顺应四时阴阳的规律性变化，避免感邪得病而生命获得长久。反之，如果对自然规律视而不见，甚至违背它，就必然受到自然的惩罚，变生百病。

　　当今，随着人们对健康的重视和自我保健意识的增强，大家越来越重视顺应自然在养生中的意义，希望获得针对四季养生方面的专业知识，以指导自己日常的衣、食、住、行等，养成健康的生活方式。

一年之计在于春

　　春为四时之首，春季是农历的一月到三月，从立春到立夏前，含立春、雨水、惊蛰、春分、清明、谷雨六个节气。《黄帝内经》曰："春三月，此谓发陈。"意思是说，春季为推陈出新、生命萌发的时令，天地自然都富有生气，万物显得欣欣向荣。

春季是一个气候多变的季节。正如俗话所说："春天孩儿脸，气候常多变。"这是因为春季为冬夏季风转换的季节，太平洋暖流与西伯利亚寒流交汇，造成冷暖气流互相争雄，导致气候变化多端，所以常常出现昨天还艳阳高照，今天就寒气逼人的时暖时寒现象。春季多风，风是春季的主令。中医认为，风为百病之长，即风邪是外感邪气致病的主要发病因素。尤其在春季，许多疾病的发生多与风有关，如感冒、风疹、过敏性鼻炎等。因此，早在《素问·上古天真论》就提出"虚邪贼风，避之有时"的养生原则。俗话说："百草回生，百病易发。"在万物复苏，弃故从新的时候，各种致病微生物也开始萌生繁殖，乘机肆虐，导致流感、脑膜炎球菌病、腮腺炎、猩红热、水痘等疾病的发生与流行，所以这个季节也是传染性或感染性疾病的高发期。

（一）春季重在养"生"

《黄帝内经》中说："春夏养阳，秋冬养阴。"这是根据自然界和人体阴阳消长的特点，所指定的四时调摄宗旨。春季自然界阳气初生，人体养生也应着眼于一个"生"字，在精神、饮食、起居诸方面，都必须顺应春天阳气生发，万物始生的特点，注意保护和宣达体内阳气。如春季应早睡早起，广步于庭，舒张形体，使神志随着春天而生气勃发。平素应避免过分劳累或过食辛辣之物，防止造成出汗太多，损伤阳气。素有阳气虚弱者，可在春季适当服用一些具有补气健脾作用的药物。久咳、哮喘、关节疼痛等阳气不足、秋冬易发病的人，则可在春夏阳气生长蓬勃的季节，采用针刺、灸法、中药敷贴和中药内服等方法补养阳气，可达到预防秋冬季疾病复发的目的。

（二）春季宜养肝

中医理论认为，春气通于五行中属木的肝，此时肝胆经脉的精气越发旺盛和活跃，故春日宜养肝。

春季养肝要顺应肝喜疏泄，恶抑郁的调达之性。重视精神调养，戒除暴怒，忌心情忧郁，做到心胸开阔，乐观向上，保持恬静、愉悦的心态。一些肝病患者，往往在春季有不适感，甚至出现肝病的复发或恶化，这是季节对机体影响的一种特殊反应。

春季养肝的同时还应顾护脾胃。根据中医五行学说，木能克土，即脾土易受到肝木的制约。春季肝旺更易克制脾胃，影响脾胃的运化功能，出现腹胀、腹痛等。因此，春季养脾护胃也很重要。

（三）春季养生方法

1. 生活起居

立春时节，冬藏结束，春生到来。在生机益然的大好春光里，人们的觉却似乎总也睡不够，白天也时常觉得昏昏欲睡、精神不振。这是因为春天气温回升，皮肤和肌肉微血管处于迟缓舒张的状态，血流缓慢，体表血液供应量增加，流入大脑的血液就相应减少，于是就出现了"春困"现象。为防止春困，在起居方面要求人们夜卧早起，衣着宽松，舒展形体，多做活动，动以养"生"，增进血液循环，克服慵懒思眠状态，使自己的身体与大自然的生发之性相适应，达到人与自然的和谐统一，保持精力的充沛。

"春捂秋冻"是春季衣着的要点，即早春的时候不要急着脱掉冬装，预防倒春寒。如果过早地脱去棉衣，寒气会乘虚而入，寒则伤肺，所以易患流行性感冒、急性支气管炎、肺炎等呼吸道疾病。尤其是对调节能力较差的孩子、老年人或体质较弱者来说，应根据气候寒热变化，随时添减衣服。传统养生主张春时衣着宜"下厚上薄"，因为人体下身的血液循环要比上部差，更易遭受风寒侵袭。在早春时节，和煦的阳光容易使人忽视对下肢的保暖。如一些爱美的女性此时已迫不及待地脱掉冬装，换上漂亮的春装，短裙、丝袜非常惹眼。但医生提醒，爱美的女性不要过早换裙装，以防早春的风寒之气由下而上，由表入里，侵入骨骼、关节、脏腑，诱发关节炎和多种妇科疾病等。

春季晚上睡前用热水洗脚，并用双手按摩足底的涌泉穴，能使全身暖和、舒适，睡得更安稳。早晨起来，要先使头脑清醒后，再睁开眼睛。然后闭眼将双手搓热，熨眼几十遍。接着将眼睛左右各旋转九遍后，将双眼紧闭一会儿，然后猛然睁开双眼，这样有助于祛除眼中的风邪火邪。

居室紧闭一冬，会有不少灰尘积聚，如果在早春进行除尘通风，可大大减少和抑制病菌病毒繁殖，达到预防疾病的效果。

2. 饮食调养

春季的饮食调养不仅顺应阳气初生、肝木升发的特点，还要兼顾气候的变化，根据早春、仲春、晚春三个阶段气温的变化，食物由温补、辛甘逐渐转为清淡养阴之品。

早春为冬春交换之时，天气还比较寒冷，应多吃用葱、姜、蒜、韭菜、豆豉、春笋、香椿等温补性食物烹饪的菜肴及汤羹，如韭菜炒蛋、荠菜春笋煲、香椿鲜虾、春笋粥、生姜暖胃粥等，有助阳气的生发；少吃黄瓜、冬瓜、茭白、莲藕、绿豆等性凉的食物，以免损耗阳气。仲春饮食应以辛甘为主，适当进食用山药、大枣、蜂蜜等平补脾胃的食物烹饪的菜肴及汤羹，如香菇烩山药、银耳大枣炖肉、山药粥等，以防止由于春季肝的功能过亢而犯脾，引起脾胃的消化、吸收功能下降。晚春为春夏交换之时，气温偏高，饮食应遵循清淡养阴的原则，可以多吃荠菜、百合、海带、海蜇、紫菜、鸭肉等食物。

此外，春季饮食还要注意限制酸性食物的摄入，这是因为在五脏与五味的关系中，酸味入肝，具收敛之性，不利于体内阳气的生发和肝气的疏泄。

3. 运动锻炼

懒洋洋的身体蛰伏了大半个冬季，春天来了，让我们运动起来吧！春季的运动应多与大自然接触，以迎接春季煦暖的阳光，对改善肝脏功能及身心健康大有好处。

春季运动地点宜选择在室外，特别是春天的郊野，空气清新，花红叶绿，百鸟争鸣。当你置身于如此优美的大自然怀抱中，不仅心情会舒畅起来，而且有助于改善呼吸、新陈代谢、血液循环及精神状态，就算是"春困"一类的恼人之事也难以近身。所以自古以来，人们就有踏青春游的风俗，不失为春季养生的好方法。

春季的运动锻炼一定要讲究科学性。在正式进入锻炼前，应当做好充足的准备活动，要循序渐进。这是因为春季伊始，我们身体各器官如内脏、肌肉的功能都还处于较低水平，骨骼和韧带很僵硬，若是贸然弯低身体、高踢脚尖，甚至快速扭腰、跳绳等都容易造成运动性损伤。因此，从事运动强度较大的锻炼前，为了预防肌肉和骨骼遭受损伤，"热身运动"必不可少。

初春锻炼身体还应注意避风防邪。春季的气温与夏季相比还很低，寒凉之气很易侵袭人体。故人们在锻炼时应做到：① 穿衣不宜过少，以防着凉；② 减衣不宜过快，要等身体微微发热时方可减少衣物；③ 锻炼不宜大汗淋漓，微微出汗就可以。汗出过多易让毛孔扩张，邪气会趁机侵入人体内，出现感冒、呼吸道疾病等，后果可能很严重。因此，春季锻炼并不是人们通常认为得出汗越多，效果越好。

此外，春季运动锻炼结束后，要立即擦干身上的汗液，换上干净衣物，防止着凉受冻。若已患感冒等疾病，应多休息，不宜进行运动锻炼。

4. 精神调摄

在春季，由于春气通于肝，容易生"怒"。既往有高血压病（肝阳上亢型）、肝病（肝郁气滞型）和脾胃病（肝气犯胃型）的部分患者会表现出情绪低落、烦躁易怒、胸胁满闷、胃脘胀痛等情况，这类群体更应特别注意精神上的调养。

"怒"是历代养生家最忌讳的一种情绪，它是情志致病的罪魁祸首，对人体健康危害极大。怒不仅伤肝脏，还伤心、伤胃、伤脑等，导致各种疾病。因此，春季在思想上要开朗、豁达，使自己精神愉快，心情舒畅。要戒怒，首先要学会自我控制，当你怒从心头起的时候，赶快提醒自己，吵架只会给双方带来更多的烦恼，这样就不会使用粗鲁的语言，更不会采取粗暴的行动。其次，把积聚、抑郁在心中的不良情绪，通过适当的方式宣泄出去，以尽快恢复心理平衡，如找朋友谈谈自己心中的苦闷，去健身房去健身，到丛林中或湖泊旁跑步，或到无人处去大哭一场等。再次，要善于处理好人际关系，和谐的人际关系会引起愉快的情绪反应，产生安全感、舒适感和满意感，心情自然恬静舒畅；反之，如果人际关系紧张，则会引起不愉快的情绪反应，使人不安、不适、不满，心情必然抑郁烦躁。

5. 春季常见病预防

春季养生另一方面，就是要防病保健。春季冷热空气交替频繁，气温变化幅度大，冷热不定，伴随而来的常见疾病有过敏性疾病、流行性感冒和心血管疾病等。

春季是一个皮肤最容易过敏的季节。春季皮炎是一种光感性皮肤病，主要致病原因是皮肤对阳光中的紫外线过敏。花粉症是由植物花粉及花粉螨虫引起的过敏性疾病，逢花开季节，空气中花粉飘浮量骤增，极易随呼吸进入人体，引起过敏体质者呼吸道、眼部和皮肤的过敏反应，表现为阵发性喷嚏，流清鼻涕和鼻塞、头痛、流泪，状如感冒；有的还伴有上腭、外耳道、鼻、眼等部剧痒，皮肤出现局部或全身性荨麻疹、颜面再发性皮炎，严重者可出现胸闷、憋气、哮喘等。对于过敏性疾病预防要从生活细节开始注意，避免接触可以导致过敏的物质，如花粉、食物或药物；外出时适当涂抹防晒剂和护肤品；多吃含维生素A的食物及新鲜果蔬；房间内保持一定的温度湿度，尽量少外出。此外，加强锻炼，服用玉屏风散等益气抗过敏的药物也有积极的防治作用。

春季正值各种病源微生物生长繁殖和作祟之际。加之早春的气候多变，冷暖莫测，每当人体抵抗力减弱或对外界环境适应性欠佳时，则容易发生流感等急性传染性疾患。特别是近些年，随着经济的发展，人的流动性加大，往往容易造成流感的暴发。对付流感目前还没有特效药物，抗病毒的西药及一些中草药对流感的预防和早期治疗有一定作用。由于一般抗病毒药对流感疗效不佳，故预防胜于治疗，这对幼儿及老年人尤为重要。预防措施主要有以下几个方面：① 应经常进行体育运动，以增强自身的抵抗力和增进对自然环境的适应性；② 由于大部分病毒通过空气飞沫经呼吸道传播，起床后居室宜开窗透换新鲜空气，办公室亦应注意室内空气流通，通风能起到最好的消毒作用；③ 注意气温变化而增减衣服，外出时提倡戴口罩，避外感风寒。

　　春季的气候虽然由寒凉逐渐转向暖和，但却最为反复无常，忽冷忽热是初春的典型气候特点。大家知道，寒冷往往是多种急性心脑血管疾病的诱发因素，因此，在春季复杂多变的寒暖气候里，冠心病、心肌梗死、中风等心脑血管疾病的发病率也急剧上升，有时更因思想上的麻痹大意而延误治疗，从而导致严重后果。对于素有高血压病等慢性心脑血管疾病患者，有效预防重于得病治疗，而保暖防寒、合理膳食、健康心理等是急性心血管疾病最直接有效的预防武器。

守规矩方得盛夏之实

夏季为农历的四到六月，从立夏到立秋前，含立夏、小满、芒种、夏至、小暑、大暑六个节气，这是一年中阳气最盛、阴气最弱的季节，气候炎热而生机旺盛。《黄帝内经》中说："夏三月，此谓蕃秀，天地气交，万物华实。"意思是说，夏季的三个月是万物繁荣秀丽的季节。天气下降，地气上腾，天地之气上下交合，植物开花结果。

夏季气候可用高温、高湿、多雨来形容。但就天气递变过程来说，又呈现前后两种截然不同的天气系统，即初夏的梅雨天气和盛夏的伏旱天气。梅雨季节，云量多、日照少，气温和气压都低，相对湿度大；伏旱天气，云量少、日照强，气温和气压迅速增高，相对湿度减少。

夏季阳气盛、气温高，为适应炎热的气候，人体阳气运行畅达于外，气血趋向于体表，皮肤毛孔张开，排汗以调节体温。但是，汗液过度排泄，易导致水、电解质平衡失调，发生中暑。或因大量出汗和气温增高，造成脱水，使血液浓度提高，尤其老年人脆弱的血管更易发生阻塞，引起各种心脑血管疾病。

此外，夏季由于气候炎热等原因，易使人体生理活动和外界的平衡遭到破坏，导致中枢神经系统的功能不稳，神经反射变得迟钝，出现精神不振，注意力不集中等表现。

（一）夏季重养"长"

夏季万物生机勃勃、生长旺盛。人们养生应该顺应夏季"长"的特点。《黄帝内经》对夏季养生的表述："夏三月，此谓蕃秀。天地气交，万物华实，夜卧早起，无厌于日，使志无怒，使华英成秀，使气得泄，若所爱在外。此夏气之应，养长之道也。逆之则伤心，秋为痎疟，奉收者少，冬至重病。"意思是说，夏季天地阴阳之气相交，植物开花结果，昼长夜短，人们应该晚睡早起，不要抱怨白昼太长，不要恼怒或激动，要使自己的情绪像自然界的植物一样充沛旺盛，同时适度运动让身体适量出汗以便体内阳气及时得到宣泄。这是对夏季重养"长"的呼应。

中医天人相应的理论认为，夏季阳盛阴衰和冬季阴盛阳衰是自然界阴阳消长平衡的结果，而人体要保持阴阳之气的平衡，必须注意在夏季保养阳气，方可为冬季的阳消阴长做好准备。因此，在炎热的夏季，人体皮肤腠理开泄，阳气外发，此时不宜过度贪凉饮冷，以免损伤阳气。

（二）夏季宜养心

《素问·六节藏象论》说："心者，生之本，神之变也，其华在面，其充在血脉，为阳中之太阳，通于夏气。"这说明心与夏季的关系较为密切，夏气通于心。夏季气候炎热，心的生理功能也相对旺盛，一是体现在心主血脉，气血旺盛，运行畅达，功能活动增强；二是由于心主神明，暑气通于心，心神易受暑热邪气的扰动，出现心神不安、烦扰不宁等表现。所以，夏季应有目的补充心脏所消耗的能量，以保护心气。同时，保持愉快的情绪，不可过激，做到安闲自乐，阴阳协调，才能保养心脏。

汗为心之液，血汗同源，大量出汗易伤心之阴阳。尤其在夏季，易引起血液浓缩及血液黏稠度增高而加重心脏负担。因此，夏季既不能闭汗，但也要避免过度出汗，出汗后要及时补充水分，以养护心脏。

（三）夏季养生方法

1. 生活起居

《黄帝内经》说："夏三月，夜卧早起，无厌于日。"意思是夏季昼长夜短，阳气旺盛，人应晚睡早起，顺应自然，以保养阳气。在夏季，太阳升得早，清晨空气清新，早些起床，参加一些室外活动，以顺应阳气的充盛。晚些入睡，以顺应自然阴气的不足。不要厌恶日长天热，仍要坚持参加劳动和体育锻炼，以适应夏日养长之气。再者，夏季的午后气温特别高，加之晚上睡眠时间较短，所以要适当午睡，以缓解疲劳，保持充沛的精力。

在衣着方面，夏季要穿浅色、轻薄、柔软的衣服。衣料的透气性、吸热性、散湿性能愈好，愈能有效地帮助人体散热，不妨碍皮肤汗液蒸发，使人穿着舒适而凉爽。夏季天热多汗，衣衫要勤洗勤换，久穿湿衣、汗衣，会刺激皮肤，引起多种疾病。

夏月暑热湿胜，宜防暴晒、降室温，但不可只图一时之快过于避热趋凉，更不可在室外露宿，卧居潮湿之处及久坐湿冷之地。睡觉时亦不可让电扇直吹，有空调设备的房间，亦要注意室内外温差不要过大，以免受凉。

夏季居室的布置也很重要。首先，要全面打扫一下居室，该收的东西（如棉絮、棉衣等）要全部收入橱内，有条件的话，要调整好影响室内通风的家具，以保持室内有足够的自然风。其次，要在室内

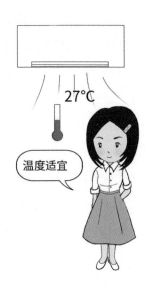
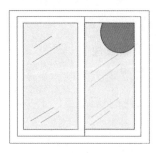

温度适宜

27℃

采取必要的遮阳措施，设法减少或避免一些热源和光照。窗帘布可以换成浅色，以求凉爽。还有居室要加强消毒，做好防蚊灭蝇，以预防痢疾、伤寒、霍乱等肠道传染病及虫媒性传染病的发生和流行。

2. 饮食调养

夏季气候炎热，人体气血趋向体表，形成阳气在外，阴气内伏的生理状态，人的消化功能较弱，饮食调养应着眼于清热消暑，健脾益气的原则。饮食宜清淡爽口、易于消化，多吃蔬菜、水果、粗粮，少吃高脂厚味及辛辣上火之物。

酷暑盛夏，预防暑热，可多食西瓜、枇杷、杨梅、桃子等时令水果，它们皆有好的清热消暑之功。又因夏季人体排汗量多，应多喝水，或食用绿豆汤、酸梅汤、赤豆汤等饮料，既可以解暑，又能补充水分和无机盐等。适当进食冷饮，可帮助体内散发热量，补充水分，起到清热解暑的作用，但切忌因贪凉而暴吃冷饮、冰水、凉菜、生冷瓜果等，以免损伤脾胃阳气。

夏季天热，易伤津耗气，饮食还应注意补气，选择一些滋阴补气的食物如番茄、莲藕、黄瓜等。不宜多食温补的食物。

夏季饮食五味调养的原则是少食咸味食物，适当多吃一些苦味食物。生活在湿气较重地方的人还可增加辛味食物的摄入。苦味食物如苦瓜、苦菜、百合、菊花、苦荞麦、啤酒、咖啡、苦丁茶等，有助于醒脑提神、清热消暑；辛味如葱、蒜、生姜等，可提高血液循环，通过出汗降低体温，还能调节饮食风味，刺激味觉功能，增进食欲。相反，咸味的食物多厚重黏腻，有碍消化，不宜多食。

此外，夏天湿热的气候环境非常适合微生物的生长繁殖，食物极易腐败变质，因此要特别注意饮食卫生，把好"病从口入"这一关。不吃腐败变质的食物，不喝生水，生吃蔬菜瓜果一定要洗干净，预防肠道传染病的发生。

3. 运动锻炼

俗话说："冬练三九，夏练三伏。"说明夏季的运动锻炼也对健康起着重要作用。

夏季经常参加锻炼，可增强体质，提高机体的抗病能力。但必须注意，夏天气候炎热，人体消耗较大，若长时间在阳光下锻炼可能引起中暑，所以，夏季锻炼的运动量既要适度，又要安排合理，才能收到好的健身效果。运动的时间最好安排在清晨或傍晚天气凉爽时，同时选择合适的锻炼项目，如散步、慢跑、太极拳、气功、广播操等。在假日或合适的时间去江河湖海进行游泳锻炼，更有助于调节情志，消除疲劳，增进健康。

炎炎夏季，垂钓也是一种较好的健身方法。钓鱼不仅在于获鱼，更在于怡养性情，增益身心。每当你来到水库、池塘边，在繁茂的树荫下，清风吹拂，可阅繁茂生长万物之气态，闻斜阳中蝉鸣，视绿波中白浮鱼跃……寻得这舒悦和宁静，自然心地清凉，祛烦抑躁。钓鱼之所以养心养性，是由于垂钓是用脑、手、眼配合，静、意、动相助而成的。垂钓之际，眼、脑、神专注于浮标的动静，不声不响，意在丹田，形静实动，它对提高人的视觉和头脑灵敏的反应能力，都可起到积极作用。

此外，夏季锻炼切记要做好必要的防护措施。在阳光下运动，要戴上白色遮阳帽或草帽，避免阳光直射头部。室内锻炼要敞开门窗，使空气流通。锻炼后出汗较多，可适当饮些盐开水，但不要喝大量凉水或冷饮。

4. 精神调摄

在炎热的夏天，尤其要重视精神的调养。因为神气充足则人体的机能旺盛而协调，神气涣散则人体的一切功能遭到破坏。《黄帝内经》里指出"南方生热，热生

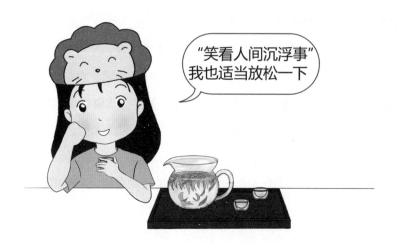

火",而火热主夏,内应于心。夏季气候炎热,可致使心神不安,许多人心情也变得烦躁、爱发脾气,常为鸡毛蒜皮的小事与别人发生矛盾,心理学家称之为"情绪中暑"。因此,夏季精神调摄要做到神清气和,快乐欢畅,胸怀宽阔,方可使心神得养。如《黄帝内经》中说:"使志无怒,使华英成秀,使气得泄,若所爱在外。此夏气之应,养长之道也。"就是说,要使精神像含苞待放的花一样的秀美,切忌发怒,使机体的气机宣畅,通泄自如,情绪外向,呈现出对外界事物有浓厚的兴趣,这是适应夏季的养生之道。道家领袖之一的丘处机也说"夏三月,欲安其神者",应"澄和心神,外绝声色,内薄滋味。可以居高朗,远眺望,早卧早起,无厌于日,顺于正阳,以消暑气"。重视通过调整心态、饮食、生活起居等来预防"情绪中暑",减轻暑热引发的焦虑、烦躁现象。

5. 夏季常见病防治

夏季气候炎热,空气湿度大,饮食物容易腐败,伴随而来的是中暑和肠道传染疾病等的高发。同时,根据中医"春夏养阳"的原则,也是进行"冬病夏治"的大好时机。

在高温高湿或强辐射的气象条件下,由于气温高于皮肤温度,辐射、传导和对流散热机制均不能维持,使得人体汗液大量分泌、蒸发成为主要散热方式,但是,人如果长时间在炎热户外活动会导致体温调节功能障碍,最终出现中暑。预防中暑首先要合理饮食,食物宜清淡,尤其是老年人要少吃多餐。要补充足够的营养来满足生理的需要;要多喝水(凉白开水中加入少量食盐更佳),即使不渴也要喝水,以每天不少于 1 000 mL 为宜,汗出多时还要加量,以补充丧失的水分和维持循环血量。其次要学会劳逸结合,避免过度疲劳,尤其是在大热天进行劳作时,要注意防暑降温和不要劳作时间过长或过累。再者还要坚持适宜的体育锻炼,但锻炼时间不要太长,运动量也不宜过大,微汗出即可,运动后要注意水的补充。最后,夏季可常用金银花泡茶,或者服用藿香正气水、十滴水等药物,可有效预防中暑。

夏季是感染性腹泻的多发季节,它主要由细菌感染引起,常见的有伤寒、副伤寒、细菌性痢疾、霍乱、细菌性食物中毒等。肠道传染病患者的病原体从患者和病原携带者的粪便、呕吐物中排出，污染了周围环境，再通过水、食物、手、苍蝇、蟑螂等媒介经口腔进入胃肠道，在人体内繁殖、产生毒素引起发病，并继续排出病原体再传染给其他健康人。所以，夏季要特别注意饮食卫生，做好预防工作。不吃腐烂变质食物；生吃蔬菜、瓜果一定要洗烫；剩饭、剩菜要煮后再吃；餐具要经常消毒；不喝生水，喝开水；讲究个人卫生，养成饭前、便后洗手的习惯；平时多进行体育活动，增强身体抵抗力；此外，可选择合适的中药茶饮等进行针对性的预防。

从小暑到立秋的一段时间，前后分为三伏，又称"伏夏"，在这段时间内是全年气温最高，阳气最盛的时候。对于一些冬季常发的慢性病及阳虚阴寒内盛的疾患，如老年气管炎、慢性支气管炎、肺气肿、肺心病、支气管哮喘、慢性腹泻、虚寒性胃痛、腹痛、腰痛、肢体痛等。此时可以借助自然界的高热，通过使用热性药物或温热疗法、扶阳散寒、调节免疫，有助于促使病情好转，有效预防冬季的复发，甚至还可以彻底治愈，这称为"冬病夏治"。具体方法可根据疾病的不同，选择敷贴穴位、埋针、灸治、中药内服及熏吸等各种方法。近些年，"冬病夏治"已在国内许多医院的针灸科广泛开展，并取得了很好的临床效果和社会效益。

秋季容平宜养"收"

秋季三月，从立秋到立冬前，含立秋、处暑、白露、秋分、寒露、霜降六个节气。从立秋开始，预示着秋天的到来，秋是肃杀的季节，自此天高气爽，月明风清，气温逐渐下降。《黄帝内经》上讲："秋三月，此谓容平。"意思是万物在秋季成熟，自然景象平定收敛。

秋季是自然界阳消阴长的过渡阶段，夏季风逐渐转向冬季风。立秋至处暑，由于盛夏余热未消，秋阳肆虐，温度较高，很多地区仍然处于炎热之中，故素有"秋老虎"之称。同时，这个时期还易出现阴雨连绵，天气以湿热并重为特点。白露过后，受高压天气系统控制，雨水渐少，出现秋高气爽的怡人天气，但是这时的天气凉爽之余多有干燥，昼热夜凉，气候寒热交错。等到寒露已过，气候由凉爽逐渐转寒，并常有冷空气侵袭，使气温骤降。秋季的气候转凉，人体的生理功能也随之由夏季的亢奋状态转入抑制状态，在此过程中，如果调节不慎，会引起体免疫力下降，抗病力降低，易生感冒、腹泻等疾患。另外，一些虚寒性质的慢性患者，如风湿病患者，在夏季因天气炎热而暂得缓解，但秋季随气温降低有逐渐加重的趋势。在深秋，秋风萧瑟，秋雨凄凉，红衰翠减，百花凋零，有些人对这些变化极为敏感，易导致触景生情，引起愁绪，产生凄凉、苦闷、垂暮之感，诱发消极情绪、灰色心理。

（一）秋季宜养"收"

秋季自然界的阳气渐收，阴气渐长，人体的阳气随之内收。因此，秋季养生要顺应"秋主收、冬主藏"的规律，着眼于秋季"收"的特点，重视蓄养阴精。此时，人的情绪宜安宁清静，收敛神气，动作宜平缓温和，周身微热，汗出即止，切忌大汗淋漓而导致体内阴液的损伤。

《黄帝内经》讲："秋三月，此谓容平。天气以急，地气以明，早卧早起，与鸡俱兴。使志安宁，以缓秋刑。收敛神气，使秋气平。无外其志，使肺气清。此秋气之应，养收之道也……"意思是说，秋季三个月万物成熟，自然界一派平定的气象。秋风劲急，物色清明，人们要在鸡鸣时起床，来减缓秋季的肃杀之气对人体的影响。使意志安逸宁静，以缓和秋季肃杀之气的刑罚，收敛神气，以应秋气的收敛清肃；意志不要受外界干扰，以使肺气清静，这是应秋季收敛之气，调养人体"收气"的道理。

（二）秋季宜养肺

根据中医理论，秋季燥气主令，而秋气通于肺。肺为娇脏，主呼吸，性喜润而恶燥，故当空气中湿度下降，燥邪侵袭人体的时候，肺首当其冲受到影响。例如，哮喘、支气管炎、肺气肿等疾病，往往在秋季容易复发或病情加重。因此，中医认为，秋季养生重点在肺。

秋季养肺，在饮食方面，多食甘润多汁之品，如梨、芝麻、蜂蜜、银耳等，以养阴津、缓秋燥，预防燥邪伤肺。素有胃部不适者，入秋后要特别注意胃部保暖，适时增添衣服，夜晚睡觉盖好被子；饮食宜清淡、较精细、易消化、富有营养，忌食过冷、过硬及过辣的食物。

（三）秋季养生方法

1. 生活起居

立秋之季已是天高气爽之时，人们养生应开始"早卧早起"，以顺应阳气之收敛。

早睡，可以避免秋天晚上凉气伤肺；早起，可以使肺气得以舒展，防止收之太过。秋季早起后进行锻炼，可促进心脑功能的改善，平衡血液循环，增强心肺功能，提高机体的抗病能力。进入深秋时节，气候较寒冷，但不宜终日闭户或夜间蒙头大睡，要养成勤开窗通风，夜间露头而睡的习惯，保持室内空气流通，减少呼吸疾患的发生。

秋季穿衣，宜遵循"春捂秋冻"的原则，如果观一叶落而知秋，早着裘棉，那么，随着寒冷的逐渐加剧，就会越穿越多，御寒的能力越来越差，一旦不能适应气候的转变，很易受凉感冒。因此，"秋冻"乃是含有积极意义的健身办法，是古今养生都十分强调的秋天养生方法。所谓"秋冻"，通俗地说就是"秋不忙添衣"，有意识地让机体"冻一冻"。这样，就避免了因多穿衣服导致的身热汗出、阴津伤耗、阳气外泄，从而顺应了秋天阴精内蓄、阳气内守的养生需要。当然"秋冻"还要因人、因天气变化而异。若是老年人、小孩，由于其生理功能差，抵抗力弱，在进入深秋时就要注意保暖；若是气温骤然下降，出现雨雪，就不要再"秋冻"了，一定要多加衣服。

2. 饮食调养

由于秋季气候可大致分为初秋湿热和深秋燥凉两个截然不同的阶段，所以此季饮食调养也应细化。初秋暑热未退，在解暑降温的同时，要适当减少冷饮以及寒凉食物的摄入，以防损伤脾胃阳气；针对雨水较多、湿易困脾的气候特点，可多以扁豆、豇豆、薏苡仁等健脾利湿之品煮粥食用，以除湿健脾助运。同时，炎热潮湿的气候，极适于病菌繁殖，加之此时胃肠功能较弱，故还要把好食品卫生关，严防病从口入，预防肠道传染病的发生。中秋以后，气候转凉，秋燥主令，人体也常出现口鼻咽喉干燥、皮肤干裂、大便秘结等燥盛津伤之象，可根据"燥者润之"和"少辛增酸"的原则，适当多吃能够滋阴润燥的食物，如芝麻、核桃、蜂蜜、梨、甘蔗、柿子、香蕉、荸荠、橄榄、百合、银耳、萝卜、鳖肉、乌骨鸡、鸭蛋、豆浆、乳品等，或者进食一些带有酸味的水果，如葡萄、石榴、苹果、芒果、杨桃、柚子、猕猴桃、柠檬、山楂等，以酸甘化阴。另外，应少吃辛辣的食物，尤忌大辛大热之品，以防助"燥"为虐，化热生火，加重秋燥。

秋季气候转凉之后，可适当增加营养物质的摄入，如蛋白质及碳水化合物等，以补充人体在夏日的消耗。但要注意，此时人体消化功能较差，大量进各种肉食，会增加脾胃负担。根据"秋宜平补"的原则，宜选择既有营养又易消化的食物，如鱼、瘦肉、禽蛋、奶制品、豆类以及山药、红枣、莲子等甘温平补之品。对于需要在冬季进补的人来讲，此时是调整脾胃，打"底补"的最佳时期，可多食扁豆、薏苡仁、芡实、山药等，以调补脾胃。经过底补，脾胃健运，入冬就可放心进补，来抵御严寒和调整体质。

3. 运动锻炼

秋季气候适宜，是开展各种运动锻炼的大好时机，若坚持适宜的体育锻炼，不仅可以调心养肺，提高内脏器官的功能，而且有利于增强机体各组织器官的免疫功能和身体对外界寒冷刺激的抵御能力。但秋天又是一个人体的精气都处于收敛内养的阶段，所以运动量不宜过大，切忌大汗淋漓，以防出汗过多造成阳气耗损。宜选择轻松平缓、活动量不大的项目，适时有度、循序渐进地进行。当周身微热，尚未出汗时就可以停止，以保证阴精的内敛，不使阳气外耗。如果锻炼后十分疲劳，休息后仍有身体不适、头痛、头昏、胸闷、心悸、食量减少，那么您的运动量可能过大了，下一次运动时一定要减少运动量。比较适宜的运动有慢跑、登山等。此外，秋天气候多变，天气渐冷，此时可逐步进行一些耐寒锻炼，如冷水浴，以提高机体的抵抗力。

秋日清晨气温低，不可穿着单衣去户外活动，应根据户外的气温变化来增减衣服。锻炼时应待身体发热后，方可减掉衣服。运动后要多补充水分，如运动时出汗过多，可在开水中加少量食盐，以维持体内酸碱平衡，防止肌肉痉挛，补充时以少量、多次、缓饮为准则。此外，如进行长跑锻炼，还要饮用适量的糖开水，以防低血糖，出现头晕、出虚汗、四肢乏力等不良生理反应。

4. 精神调摄

在精神调养上，也应顺应季节特点，以"收"为要，做到"心境宁静"，这样才会减轻肃杀之气对人体的影响，适应秋天的特征。如何才能保持心境清静呢？简单地说，就是要"清心寡欲"。在现实生活中，要把精力多用在工作上，而不要争名逐利，要多做好事，讲究奉献。嗜欲不止、私心太重，均会破坏神气的清静。

同时，秋气应于肺，肺在志为悲，秋天的"秋风秋雨"极易引起人们的伤感，而悲伤情绪又往往对人体健康产生负面影响，故秋季精神养生还要克服悲秋的情绪。一是要心态乐观，对人、对己宽容。一个只知苛求的人，其心理往往处于紧张状态，出现神经兴奋、血管收缩、血压升高，使心理、生理进入恶性循环；二是要心境淡泊，抱有一颗平常心，寡欲少求，有利于神志安宁，收神敛气。

此外，还要多参加户外活动，以助于心旷神怡、开阔胸襟，使胸中郁积一扫而光。

5. 秋季常见病防治

入秋后，随着气温和空气湿度的逐渐下降，昼夜温差增大，呼吸道不断遭受到刺激，功能易出现紊乱与失调，呼吸道疾病也随之进入了高发期，如感冒、扁桃体炎、支气管炎和肺炎发病率明显上升。此时，早晚外出时最好多备一件外套，便于随时添减衣物；锻炼后切忌穿着汗湿的衣服在冷风中逗留，以防身体着凉。慢性呼吸道疾病患者的居室要多开窗通风，加快空气流通，保持空气新鲜。可坚持用冷水洗脸、擦鼻，甚至冷浴，以提高耐寒防感冒能力。

初秋天气仍然炎热，病菌繁殖快，食物易腐败，是细菌性食物中毒、细菌性痢疾、肠炎等肠道疾病的多发季节；深秋后天气转寒，胃肠受到冷空气刺激后反射性地分泌增加，发生痉挛性收缩，抵抗力和适应性随之降低，如果防护不当，不注意饮食和生活的规律性，就容易出现反酸、腹胀、腹泻、腹痛等症状，严重者还会引起胃出血、胃穿孔等并发症。因此，初秋应注意饮食卫生，预防肠道感染性疾病；深秋后则要注意胃部的保暖，适时增加衣服，夜间睡觉时要盖好被褥，以防止腹部着凉而引发胃痛或加重旧病。

冬养藏，重食养

冬季是指我国农历十到十二月，包括立冬、小雪、大雪、冬至、小寒、大寒六个节气。冬季里天寒地冷，万物凋零，一派萧条零落的景象。这个季节冷空气活动频繁，每次冷空气的到来都会出现一次明显的降温、大风和雨雪过程，而后又转晴，并逐渐转暖回升，形成"三日寒，四日暖"的寒暖交替的天气变化。

冬季寒热不均的气候特点可引起各种疾病，并容易诱发旧病复发或加重，尤其易引发心脑血管病。对于适应能力差的老年人和危重病人来说，寒冷刺激可使皮肤血管收缩，循环阻力增加，易诱发或加重高血压；寒冷还可使血液中纤维蛋白含量增加，血液黏稠度增高，血沉加快和血凝时间缩短，易形成血栓，从而诱发急性心脑血管疾病。

（一）冬季重养"藏"

在传统观念中，"冬"即"终也"，结束之意。《黄帝内经》说："冬三月，此谓闭藏，水冰地坼，无扰乎阳，早卧晚起，必待日光，使志若伏若匿，若有私意，若已有得，祛寒就温，无泄皮肤，使气亟夺，此冬气之应，养藏之道也。"

寒冷的冬季，天寒地冻，瑞雪纷飞，大多数动植物都处于蛰伏的冬眠状态，所以人们也应该遵循自然界的"蛰伏闭藏"的规律，采取以"伏藏"为主的养生保健方法，早睡晚起，以养精蓄锐，为来春生机勃发做准备。

古人说："冬时天地气闭，血气伏藏，人不可劳作汗出，发泄阳气。"即告诫人们冬季不要轻易扰动阳气，而破坏人体阴阳转换的生理功能。生活上，应当"避寒就温"，减少房事活动，勿使阳气外泄；精神上，要如有所得，含而不放。因此，冬季养生的基本原则是要顺应阳气的潜藏，以敛阴护阳为根本，中医学称之为养"藏"。

（二）冬季宜养肾

《黄帝内经》说："逆冬令则少阴不藏，肾气独沉。"指出五脏之中，冬气通于肾，肾为人体能量之源，其机能强健，则生命力旺盛，可调节机体适应严冬变化，防止寒气侵袭；反之，调摄不当，则易伤肾，肾伤后苛疾丛生。

冬季里人体阳气收藏，气血趋向于里，皮肤致密，水湿不易从体表外泄，而经肾、膀胱的气化作用，少部分变为津液散布周身，大部分化为水液，下注膀胱成为尿液，无形中会加重肾脏的负担，易导致肾炎、遗尿、尿失禁、水肿等疾病。因此，冬季养生要注意肾的养护，注意调摄肾的阴阳。首先要减少房事，避免肾精的过度耗散。同时，中医理论认为，肾所藏的先天之精要靠后天饮食摄入的水谷精微来供养，因此，合理平衡的膳食结构，有助于提供充分的营养，增强肾脏功能。冬季饮食应多吃些能够益肾的动物性和豆类食品，如狗肉、羊肉、鹅肉、鸭肉、大豆、核桃、栗子、木耳、芝麻等。

（三）冬季养生方法

1. 生活起居

冬季阳气潜藏，阴气盛极，草木凋零，蛰虫伏藏，万物活动趋向休止，人也应适应自然界的这种变化，不要无故扰动阳气，破坏人体阴阳转换的生理功能。因此，古人主张"早卧迟起"，日出而作，可适宜阳气闭藏，又能保证充足的睡眠，有利于阴精蓄积。

冬季由于外界寒冷，室内外温差较大，应注意保持居室的温度恒定，室内一般保持 16～20℃较适合。若室温过高，会令人感到闷热或干热而出现头昏脑胀，萎靡不振，时间久了还会引起口干舌燥、眼睛干涩；室内温度过低，则会消耗人体的热能，诱发胃痛、关节冷痛等疾病。使用取暖器的家庭还应注意居室的湿度，因为冬季气候本来就十分干燥，使用取暖器使环境中相对湿度大大下降，会引起口鼻干燥、呼吸道黏膜受损、皮肤干裂等。同时，冬季尽管寒冷，但依然应保持勤开窗的习惯，保持空气流通，避免有害病菌在室内过久停留而诱发呼吸系统疾病。衣着方面，要随气候变化增减衣服，内衣以棉布质地为好，既温暖贴身，又便于吸汗。

冬季祛寒就温，预防严寒侵袭是必要的，但不可以暴暖、过暖。忌穿衣过厚，向火醉酒，烘烤大汗等。这是因为冬季阳气闭藏于内，阴气在外，若过贪辛热暴暖，就会内扰阳气，使之外泄，或积热于内，暗耗真阴，形成阴虚火旺，违背冬月养阳、养"藏"的原则，到春季易诱发温病或其他宿疾。

此外，中医认为"肾藏精"，肾精是人一身精气的根本，冬季养生特别强调应节制房事，以收藏、保养肾精，这对于养生具有重要意义。

2. 饮食调养

冬季饮食宜以甘温为主，多吃一些能够补气助阳的食物，如牛肉、羊肉、鸡肉、鳝鱼、海虾、马铃薯、韭菜、淡菜、鹌鹑、山药、核桃等，以提高机体的御寒能力。食物以温热为宜，冷食容易刺激脾胃血管，使血流不畅，进而影响其他脏腑的血液循环，有损人体健康。五味调养应以甘味、辛味为主，以补肾祛寒，为来年"春生夏长"做好准备；同时，宜遵循"少咸多苦"的原则，既可避免过于滋腻而影响脾胃功能，又要适度进食苦味之品以清除胃肠多余的积热。此外，冬季还应遵守"秋冬养阴"的原则，进食一些滋阴的食物，如桑椹、桂圆、甲鱼、黑木耳等，以使阴生阳长。

我国民间历来有冬令进补的习俗，流传着"冬季进补，开春打虎；冬季不补，春季受苦"等谚语。虽然这在现在听起来有些夸张，可这其中还是蕴涵了丰富的科学道理。一是补品温性较多，适合在气温较低的冬季食用；二是冬主"藏"，腻滞厚味的营养品在冬季易为人体所消化吸收；三是冬季的严寒利于营养品的保存，可连续使用而不易变质；四是客观上人体为适应严寒，也需要增加营养和热量，这也是人们延缓衰老和延年益寿的需要。但冬令进补提倡以食补为上，强调循序渐进，以平补、调补为主，切忌漫补和峻补。如果确有必要选择药补，一定要在专业医生的指导下进行，否则补不得法，反而得不偿失。

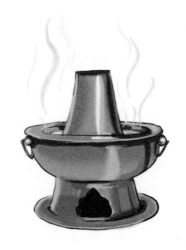
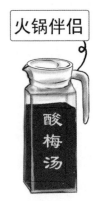

火锅伴侣

酸梅汤

3. 运动锻炼

冬天气候寒冷，许多人不愿意参加体育运动。俗话说："夏练三伏，冬练三九。"冬季坚持运动锻炼也是非常必要的，特别是应坚持室外锻炼，以适应寒冷的刺激，使身体与寒冷的气候环境保持平衡，提高机体的抗寒能力。

冬季宜进行对改善机体心血管、呼吸、消化、运动、内分泌等各个系统的功能都有帮助的耐寒锻炼，以预防和减少冠心病、脑血管意外、感冒、咳嗽、关节炎、肥胖等病的发生。耐寒可使人长寿，对于年轻人来说，耐寒还可以锻炼人的坚强意志和顽强精神，尤应提倡。但同时还应注意，冬季是闭藏的季节，人体的新陈代谢水平相对缓慢，阴精阳气也都处于藏伏之中，所以运动要适量，汗出即止，注意精神内守，避免阴精阳气外泄。

与其他季节不同的是，冬季清晨空气污染最为严重，特别是冬季清晨常常有雾，雾中的灰尘微粒对人体非常有害，自古就有"秋冬毒雾杀人刀"之说。如果冬季清晨在雾天锻炼，随着运动量的增加，人会吸入更多的有害物质，从而诱发或加重支气管炎、呼吸道感染等诸多病症。所以，冬季运动锻炼应在日出后、上午或温暖的午后进行。

4. 精神调摄

严寒的冬季，朔风凛冽，阳气潜藏，阴气独盛，人体的新陈代谢也处于相对较低的水平，所以，冬季精神调养也应符合"冬藏"的原则，以宁静为本，养神育精。《黄帝内经》中提到"使志若伏若匿，若有私意，若已有得"，意思是说在冬季应避免各种不良情绪的干扰和刺激，让自己的心情始终处于淡泊宁静的状态，遇事做到含而不露，秘而不宣，使心神安静自如，让自己的内心世界充满乐观喜悦的情绪，以免扰及人体阳气。

此外，严冬之时，木枯草衰，毫无生机，万物凋零，常会使人触景生情，郁郁寡欢，出现情绪抑郁、懒散嗜睡、昏昏沉沉等现象。要改善上述症状，一要多晒太阳，感受自然界的温暖；二要加强体育锻炼，安排丰富多彩的日常生活，激起对生活的热情和兴趣。

5. 冬季常见病防治

冬季最需提防的就是流感和普通性感冒的侵袭。要预防流感或感冒，除了积极接种流感疫苗外，还要注意随温度变化选择衣物，注意防寒保暖；适度户外活动，增强体质，提高抵抗力；多喝水，多吃水果，补充足量的维生素C；注意居室通风，尽量避免出入公共场所，出入人多的场所最好戴口罩；注意卫生，勤洗脸洗手。既往有慢性呼吸系统疾患的人，更要注意调摄生活起居，一旦病情发作，要及早诊治。

寒冷的气候会使人的血管收缩，使血压增高或不稳定，加重心脏负担，容易诱发急性脑血管疾病，因此，冬天里也是心脑血管疾病的高发期。生活上要知冷知热，尽可能使身体保持恒温；情绪要稳定，避免精神紧张和情绪激动；注意劳逸结合，适当增加体力活动，定时定点休息，防止过度疲劳；平时多吃富含纤维素的食物，保持大便通畅，防止便秘。高血压患者要坚持服药，定期检测血压。老年人最好随身携带硝酸甘油、速效救心丸等药物，以备发病时及早服药，一旦发病，要尽快和急救机构取得联系。

由于人的肠胃系统对寒冷刺激非常敏感，入冬以后，很容易出现功能失调的状况。而素有慢性胃炎、消化性溃疡的患者，在冬季也容易发病或病情加重。所以，原本胃肠功能不好的人，冬季尤其应注意饮食温暖、清淡精细，并做到细嚼慢咽。避免暴饮暴食或叠进冷食，而诱发胃肠疾患。火锅在冬季非常受欢迎，但要注意，食用时不要一味涮牛羊肉，还要适量吃些馒头、面条等面食，可对肠胃起到一定保护作用。

　　提到二十四节气，中国人都不陌生，那首"春雨惊春清谷天，夏满芒夏暑相连，秋处露秋寒霜降，冬雪雪冬小大寒"的二十四节气歌，更是脍炙人口，家喻户晓。但提到"七十二候"，很多人就不太熟悉了。按照我国古代的物候历，每五日为一候，三候为一节气，六节气为一季，四季为一年。因此，一年分四季、二十四节气、七十二候。悠悠五千年华夏文明，二十四节气和七十二候都是中华先人在漫长历史长河中积淀下来的智慧结晶，不只是季节变化的表象，更是一种时间的哲学和生命的哲学，并一直指导着今天的生活。二十四节气和七十二候阐述的自然万物的生长规律至今都指导着我国很多地区的农耕生活。中医学认为，"天人合一"，人与自然是一个整体，大自然的气候变化会影响我们的人体，我们的日常作息也要遵循自然规律，节气更替，阴阳变化。二十四节气中每个节气所对应的三候是什么呢，分别是什么含义呢？随着节气变换，我们的情志、起居、饮食、中医调摄上应该怎么做呢？下面，就让我们长征医院中医科的同事们来讲讲——二十四节气养生。

阳春东风万物新——立春养生

　　立春是二十四节气之首，北斗星斗柄指向寅位时为立春。干支纪元以立春为岁首，意味着新的一个轮回开启，"立"是开始之意，"春"代表温暖、生长。

　　古代将立春分为三候：一候东风解冻，二候蛰虫始振，三候鱼陟负冰。意思是说，立春后第一个五日，东风送暖，水冰地坼的大地开始解冻。第二个五日，蛇蛙等蛰藏的生物在洞中慢慢苏醒，开始活动。第三个五日，河里的冰开始溶化，鱼儿开始上升游动至水面，此时水面上还有未完全溶化的碎冰片，好像鱼背着冰片一样在游动。立春是万物更新之意。春也寄托着人们美好的愿景，正如"一年之计在于春"。

由于我国幅员辽阔，很多地区立春时仍是一派隆冬之象，但自立春之后，气温也会出现上升的迹象，气候逐渐转暖，阳气上升，万物萌生，渐渐显露生机勃勃之象。根据中医"天人相应"的原则，立春的养生之道就是顺应这一"生长、发陈"的特点来重点养护阳气。主要的养生方式包括以下几个方面：

（一）早睡早起来"养阳"

《素问·四气调神大论》对春三月的概述："春三月，此谓发陈。天地俱生，万物以荣，夜卧早起，广步于庭，被发缓行，以使志生……，此春气之应，养生之道也。"立春后，昼长夜短，在起居方面提倡早睡早起。早起则有助于阳气生长发陈，以顺应自然界的生发之气。早起后可以参加室外活动等使形体舒缓，因为人体的气血如大自然一样需要舒展畅达，所以春阳之气得以宣达，代谢功能得以旺盛。

对于青少年来说正值身体发育的阶段，春季也是长高的重要时节。

（二）下厚上薄来"春捂"

立春之后，天气渐渐回暖，但天气乍寒乍暖，早晚温差通常较大，尤其是北方天气仍较寒冷，因此不可骤减棉衣，以保护人体生发之阳气。由于立春之时阳气始生，但总体来说还是阴强阳弱，冷空气趋下，所以对应的可以采用"下厚上薄"的穿衣原则，注重下半身保暖。也需要加强下半身的活动，促进下肢血液循环。

（三）调畅情志要"忌怒"

根据五行的对应关系，春与五脏的肝相应，肝主情志，在五行中属木，具有木的生发特性，春季肝气容易过于生发而容易震怒，或者因为生发不利而出现情绪低落。所以立春后在情志方面需要避免暴怒伤肝，也要防止情怀忧郁，调畅情志与自然相适应，保持精神愉悦，做到心胸开阔，乐观向上。

（四）增甘省酸调肝脾

酸味入肝，春天本来就容易肝阳上亢，食酸性食物易导致肝气过于旺盛，且酸味性收敛，不利于肝气的生发调达。所以对于肝气过旺的人群，立春饮食建议少食山楂、柠檬、乌梅等酸性食物。肝气旺盛容易克制脾胃，可食用甘味食物补脾，如山药、莲子、大枣、黄豆、薏苡仁、春笋、菠菜等。也可以适当食用辛味食物，辛味可以发散，帮助阳气生发，如韭菜、葱、香菜、生姜等。

好雨知时润无声——雨水养生

雨水是二十四节气中的第二个节气。每年的正月十五前后（公历 2 月 18 ～ 20 日），太阳到达黄经 330° 时，是二十四节气中的雨水。此时，气温回升、冰雪融化、降雨增多，故取名为雨水。

雨水三候为：一候獭祭鱼，二候鸿雁来，三候草木萌动。大意是：雨水节气之后五日，鱼肥而出，水獭捕捉到鱼后将捕获的鱼排列在岸边展示，似乎要先祭拜一番后再享用。再过五日，南方天气渐暖，大雁自南向北飞。候鸟随着天地阴阳之气变换而往来，以适应气候；再过五日，在"润物细无声"的春雨中，草木将开始抽出嫩芽。从此，大地渐渐开始呈现出一派欣欣向荣的景象。杜甫的名诗《春夜喜雨》："好雨知时节，当春乃发生。随风潜入夜，润物细无声。"生动描述了在春天这个万物萌芽生长的季节，在雨水节气里，春雨伴随着和风，当夜幕降临时悄悄地、无声地、细细地下着滋润着万物。

春天万物复苏，中医认为肝主生发，故春天肝气旺盛。肝火旺盛，人就容易生气、上火。按照五行理论，肝木易克脾土，故春季养生不当容易损伤脾脏，从而导致脾胃功能的下降。在雨水节气之后，随着降雨增多，寒湿之邪容易困着脾脏，且湿邪留恋，难以祛除；雨水前后应当着重养护脾脏。而中医认为"春夏养阳，秋冬养阴"，所以雨水节气养生重在疏肝理气，健脾祛湿，调养阳气。

具体方法可根据自身情况有选择地进行饮食调节、药物调养、按摩导引和起居情志劳逸调摄。

（一）饮食调节

春季气候转暖，肝气顺应春之生发很容易出现口舌干燥、口腔溃烂等情况，也就是俗称的"上火"或称之为"肝火上炎"。故应多吃新鲜蔬菜、多汁水果以补充人体水分，芥菜、菠菜、柑橘、蜂蜜、甘蔗等都是不错的选择。由于春季为万物生发之始，阳气发越之季，应少食羊肉、牛肉等温阳油腻之物，以免助阳外泄，否则肝木生发太过，则克伤脾土。春季饮食应少吃酸味，多吃甜味，以养脾脏之气。可选择、百合、豌豆苗、茼蒿、荠菜、春笋、山药、莲子、藕、芋头、萝卜、荸荠、甘蔗等。

大家都知道粥能养胃健脾，正如清代温病大家王孟英在他的《随息居饮食谱》中说到，"粥饭为世间第一补人之物"，因此食疗方面多以粥为好，可做成莲子粥、山药粥、红枣粥、薏苡党参粥等。孙思邈的《千金月令》中云："正月宜食粥，……一曰地黄粥，以补肾。"（鲜地黄150 g，捣汁备用，粳米50 g洗净，冰糖适量，同入锅中加适量水，煮成粥后，将鲜地黄汁倒入粥内，文火煮20分钟即好）。二曰防风粥，用以祛四肢之风。取防风一份，煎汤去汁煮粥。三曰紫苏粥，取紫苏一份，炒至微黄，略有香气时，煎汁煮粥。少吃生冷粘杂食物，以防伤及脾胃。

（二）药物调养

雨水节气可选用疏肝健脾茶，主要包含白菊花、山楂、大枣、炒麦芽四味药。其中白菊花清肝明目，山楂消食化积，大枣健脾和中，炒麦芽疏肝消食积。如有肝气郁结，特别是影响到脾胃的时候，可饮用此茶一到二周。

此外，可用艾条灸天枢、脾俞、足三里等穴位，可以健脾祛湿，养生保健。

（三）按摩导引

1. **搓揉腹部养阳法**：仰卧床上，以肚脐为中心，用手掌在肚皮上，按顺时针方向旋转，揉按200次。这样既有利于促进消化，预防便秘，又有助于腹部的保暖，提高睡眠质量。

2. **提肛固精益肾法**：平躺在床上，两手并贴大腿外侧，两眼微闭，全身放松，以鼻吸气，缓慢匀和，吸气的同时，用意提起肛门，包括会阴部，肛门紧闭，小肚及腹部稍微用力，同时向上收缩；稍停 2～5 秒，放松，缓缓呼气，同时慢慢放松腹部和肛门。如此重复 9 次即可。

3. **昂头望月导引法**：运用左右侧引、两肩相照、昂头竖项、提耳根劲，以及极目远眺、叩齿吞津等一系列方法，促进全身气血运行，祛除冬日积寒，防止春季外感病的发生。

（四）起居情志劳逸调摄

1. 穿衣谨记要春捂

雨水节气，尽管天气没有深冬那种"刺骨严寒"，但乍暖还寒、忽冷忽热更要格

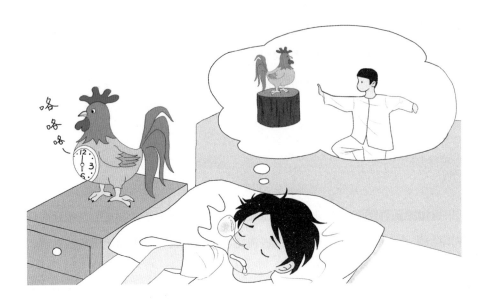

外注意，穿衣着装要谨记"春捂"原则，以防气温变换引起风寒感冒。孙思邈在《千金要方》主张春时衣着宜"下厚上薄"，上体无妨略减，下身应注意保暖。

2. 起居跟着太阳走

跟着太阳走的意思，就是顺应自然，晨起夜卧，天睡我睡，天醒我醒，早晨最好不要赖床，起来喝杯热茶，在室内做缓和的锻炼，或者出门晒晒太阳，散步走动。日落后宜早睡，保证睡眠质量。从而达到疏肝理气，健运脾胃，调养后天，延年益寿的目的。

3. 情志调摄

中医认为，东方为肝，肝属木，肝在志为怒，所以中医有"怒伤肝"之说。春季阳气生发速度开始快于阴气的速度，肝火也处在了上升的势头，需要适当地释放。肝喜疏泄厌抑郁，生气发怒易让肝脏气血淤滞不畅而导致各种肝病症状，如纳差、胸胁疼痛、头痛、失眠、口苦、女性月经不调等。因此，雨水时节，应控制郁闷、生气等负面情绪，除了保持愉快心情，也可多称赞别人、奖赏别人。保持好心情，也是护肝的一个窍门。

忽闻天公霹雳声——惊蛰养生

公历3月5～6日，江南一带的经常感到天气闷热，潮湿，昼夜温差大，气温变化大，这是咋回事呢？原来是到二十四节气中第三个节气——"惊蛰"节气到啦。

惊蛰是什么意思呢？蛰是藏的意思，而惊呢，即惊醒。在寂寥的冬天，整个大地一片沉睡，没有多少生机，直到惊蛰一声雷，惊醒了蛰伏于地下的蚁虫，使其"惊而出走矣"。

惊 蛰

［唐］刘长卿

陌上杨柳方竞春，塘中鲫鲋早成荫。

忽闻天公霹雳声，禽兽虫豸倒乾坤。

从诗中可以看出惊蛰反映的是自然生物受节律变化影响而出现萌发生长的现象。惊蛰代表了"生"的寓意，更是大地真正意义的复活。我国古代将惊蛰分为三候，"一候桃始华，二候仓庚（黄鹂）鸣，三候鹰化为鸠"，意思是说：惊蛰后的第一个五天，桃花盛开；第二个五天，黄鹂鸟鸣啼求偶；第三个五天，布谷鸟鸣叫，提醒农民开始春耕。

惊蛰，不光惊醒了蛰伏在泥土中冬眠的昆虫，更"惊醒"了蛰伏人体内一冬的阳气。那么，时至惊蛰，阳气上升、春雷乍动、乍暖还寒、雨水增多的时刻，在养生方面，我们需要注意些什么？

（一）保暖防寒护阳气

惊蛰至，虽然天气有所回暖，不像冬季那样清冷，但自然界中的气温还是比较低的。人体的肝阳之气渐升，其势尚弱，尤其需要小心养护。大家切不可快速地脱去厚厚的衣裳。有时候，尽管室外阳光灿烂，但是室内的温度还是比较低的，在这个时节，常阴雨绵绵，我们还要防"倒春寒"。因此，我们不可以过早褪去冬衣，要注意保暖，防止受寒，也就是我们常说的"春捂"。

（二）多吃野菜益养生

中医讲，"肝主青色，青色入肝经"。惊蛰时节饮食起居应顺肝之性、令五脏和平。《千金方》里有一句话叫作"二三月易食韭"，就是说葱、生姜、韭菜、蒜苗等这类性温味辛的食物对于人体春季阳气升发很有好处，类似的食物还有洋葱、魔芋、大头菜、芥菜、香菜、生姜等，在疏散风寒的同时，又能抑杀潮湿环境下孳生的病菌。

（三）充足睡眠解春困

惊蛰时节在起居作息方面最容易遇到的问题就是"春困"，指的是天气转暖以后，人们时常感觉困倦无力、昏昏欲睡。出现这种现象，是因为随着气温回升，冬天时受寒冷刺激而闭合和收缩的毛孔、汗腺、血管逐渐舒张，因而人体所需的血液供应和汗腺分泌也开始增多。但人体内的血液总量是稳定的，供应外周血管的血液增多，供应大脑的血液就会相对减少，故而产生了所谓"春困"的现象。另外呢，因惊蛰的到来，雨水增多，人也更加容易疲劳、犯困，此时，我们要调理好作息，不要过分赖床、总是熬夜，要早睡早起去春困，让自己每日都能精神饱满地面对每一天。

（四）适量运动活筋骨

惊蛰至，由于气温回暖，大家可以在闲时适量地运动，多多地活动身体。《黄帝内经》中对惊蛰这段时期的运动方式也有记载："广步于庭，披发缓行，以使志生。"

惊蛰时节，无论自然界还是动植物都处于复苏期，人也一样，机体内各个脏器以及关节、肌肉等都还没有恢复到最佳状态，所以此时不适宜进行特别剧烈的运动，而应选择散步、慢跑、瑜伽、太极拳等和缓的锻炼方法。不仅可以舒展筋骨，让身体更加的强壮，而且还能疏肝解郁，让人的心情更加的开朗。

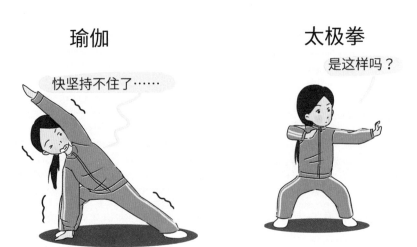

（五）踏青郊游畅情志

惊蛰时节，随着封藏在地面下的阳热逐渐生发上来，美艳的桃花竞相开放，桃之夭夭，灼灼其华。我国古代将惊蛰分为三候，"一候桃始华，二候仓庚（黄鹂）鸣，三候鹰化为鸠",可见这是一个多么热闹的时节,此时是非常好的踏青时间。在自然中感受春季的春生木气,利于肝气的升发、疏泄,能使人心情舒畅,避免肝木升发不及引起的情志不舒,肝气郁结。此时应顺应天地的气机变化,适当地外出活动。踏青、散步、放风筝,多晒太阳,使得自身微微出汗,小泄皮肤,以帮助阳气的升发。

春和景明阴阳平——春分养生

春分为一年中的第四个节气，于公历 3 月 19 ～ 22 日交节。古时以立春至立夏为春季，"春分"正当春季 3 个月的中间，平分了春季，由此而得名。春分在天文学上有重要意义，春分这天南北半球昼夜平分，自此太阳直射位置由赤道向北半球推移，北半球各地白昼开始长于黑夜，南半球则与之相反。在气候上，春分也有比较明显自身的特征，我国除青藏高原外，大部分地区均开始进入气象意义上的春天。春分后，大江南北气候温和，雨水充沛，阳光明媚。

春 分

[唐] 刘长卿

日月阳阴两均天，玄鸟不辞桃花寒。

从来今日竖鸡子，川上良人放纸鸢。

诗中不仅指出春分时节，自然界白昼、黑夜阴阳各半，寒热平均、初暖乍寒、燕子北归的气候特点，还形象地描述了我国春分时节中立蛋、放风筝等民俗。春分有三候分别是：一候玄鸟至，二候雷乃发声，三候始电。意思是：春分日后，燕子开始从南方飞回来，下雨时天空会打雷并发出闪电。

针对春分时节的上述气候特点，大家要针对性地安排自己的饮食起居与工作生活，以增进身体健康。

（一）起居有常

春分时节，在大自然中阴阳各占一半，我们首先要保证机体的阴阳平衡。从立春到清明节气前后是草木生长萌芽期，人体血液也随着自然界阳气的增多开始向外、向上升发。此时，一方面顺应阳气变化，白天多到户外去，多晒太阳，顺应阳气的升发；另一方面晚上要适度早睡，养足阴血，保持阴阳平衡，否则就容易出现血压增高、入睡困难、头痛、眼干等不适。

（二）饮食有节

立春时节，自然界已生机勃勃，有非常多的时令食物上市，如春笋、菠菜、豆苗、韭菜等，许多野菜也布满了田野，在民间也有吃"春菜"的习俗。这一时节里，大家可以多吃一些时令蔬菜，这些东西多具有辛温发散的特点，有利于阳气的生发；调味上要少酸多甘，经常食用点口味微甜的甘润食品，如大枣、百合、梨、桂圆、银耳、萝卜等，以平抑肝气，保护脾气。此外，这个时节里麻辣火锅要少吃，羊肉、狗肉以及过于辛辣及油炸食物也要注意节制，因为这些食物都过于温燥，食用后易引发"上火"。

（三）户外运动

中医养生强调"春夏养阳，秋冬养阴"，人体"动则生阳，静则生阴"，所以养阳最好的方式，就是增加体育锻炼、强化运动，立春的运动宜户外为主，增加与大自然的接触，青年人可选择健步、爬山、跑步、单车，老年人则可以选择踏青、赏花、太极拳、放风筝等相对舒缓的运动方式。

（四）调畅情志

中医认为，人体的五脏与节气相通相应，人体的肝对应着春季。立春时节阳气升腾加剧，人体肝气容易升发亢盛，所以情绪上容易急躁。因此，当我们处于紧张、激动、焦虑、抑郁等状态时，应尽快通过调整呼吸、移情、正念、打坐等形式调整心情，使之恢复平静。

清明时节雨纷纷——清明养生

清明，是二十四节气中的第五个节气，同时又与春节、端午节、中秋节并称为中国四大传统节日，因此清明既是自然节气点，也是传统节日，兼具自然与人文两大内涵。清明时，太阳到达黄经15°，此时天空洁净明朗，是为"清"；大地万物苏醒，是为"明"；整个自然界生气旺盛、"吐故纳新"，呈春和景明之象，故名"清明"。清明节气的三候为：桐始华；田鼠化为鴽；虹始见。即梧桐树开花；田野中的鼠类隐藏起来，鹌鹑类的小鸟则多了起来；随着雨水的增多，彩虹开始出现。"清明"正是踏青春游与行清墓祭的好时节，同时还是一个重要的养生节气。清明节和我们每个人息息相关，还有一个原因，这是唯一一个放假的节气，这让我们对每年的清明又多了一份期待。

清明节气中，我们如何顺应四时、养生保健呢？

（一）饮食——清淡有营养

中医认为春气通于肝，肝属木，主青色。清明时节饮食上应做到：

1. **多吃绿色蔬菜**：如韭菜，有利于人体阳气的升发，还能起到补肾、延缓衰老的作用；苦菊能清肝火、祛心火；菠菜，润燥养肝、益肠胃，利五脏、通血脉，还能缓解失眠、健忘、焦虑等；荠菜有平肝明目、清热止泻、利尿消肿等作用。当然像生菜、小青菜、芹菜、黄瓜、茼蒿等也都是不错的选择。

2. **保证蛋白质摄入**：如鸡蛋、牛奶、瘦肉等，优质蛋白能增强体质，增加人体抵抗力。

3. 饮食有节：保证每日三餐按时吃饭，避免饥饱不均或者暴饮暴食，避免过食肥腻、辛辣刺激。否则易导致脾胃功能失调，引起胃胀、腹胀、消化不良、口气口臭、泛酸嗳气、大便黏腻不通畅等问题。

（二）起居——按时有节律

《黄帝内经》有云，"春三月，夜卧早起"，使神志随着阳气升发而舒畅怡然。现在很多人生活节奏开始紊乱，有些人日夜颠倒，有些人熬夜通宵。在此提醒大家，"药补不如食补，食补莫若神补"。睡眠是人体第一大补，按时充足的睡眠是增强身体"正气"的重要保证。"正气存内，邪不可干"，正气充足了，新冠病毒、流感病毒等外邪才无法侵袭人体。一般来讲，建议 23 点左右睡觉，7 点左右起床。

（三）运动——适度有规律

中医认为，动则生阳。清明期间适度运动有利于阳气生发，所以自古就有清明踏青春游的习俗。建议大家每天坚持适度和规律的运动。可选择太极拳、八段锦、五禽戏等养生功法练习，也可进行根据自己喜好选择跳绳、健身操、瑜伽等简便易行的运动。适度运动可调畅气机，改善心肺功能，调整机体免疫，促进气血运行；中医认为，"久坐伤肉""久卧伤气"，因此切勿久坐或者久卧。

（四）情绪——乐观有期待

清明前后，天气阴晴不定，再加上缅怀先人，容易使人悲伤。工作内卷，孩子学业压力大等社会环境均容易引发抑郁、焦虑等心境障碍。中医认为"思则气结、悲则气消"，持久、过度的情志能够引起机体气血运行紊乱，五脏功能失常。因此，要注重养心调气，调畅情志。唱歌、听音乐、打坐冥想、中医养生功法等，均能使人心肺受益，有疏肝理气、行气活血、改善不良情绪的功效。此外，如果因抑郁、焦虑导致情绪低落、胸闷、失眠、食欲不振等症状，可适当服用逍遥丸、白龙解郁颗粒（长征医院院内制剂）等中成药。

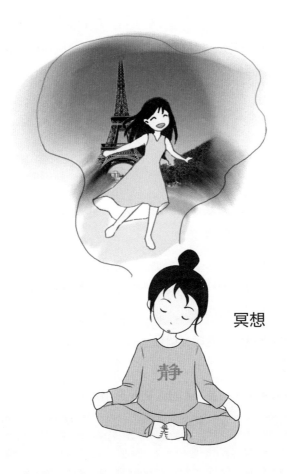

冥想

布谷啼鸣春发陈——谷雨养生

谷雨于公历 4 月 19～21 日交节，作为春季最后一个节气，古语云"清明断雪，谷雨断霜"，预示着谷雨来临，将断霜，天气渐热但尚未尽热，湿气已至，万物生长渐旺。古人将谷雨分为三候："第一候萍始生；第二候鸣鸠拂其羽；第三候为戴胜降于桑。"是说谷雨后降雨量增多，浮萍开始生长；接着布谷鸟便开始提醒人们播种了；然后是桑树上开始见到戴胜鸟。谷雨节气，我们如何顺应自然变化、调整饮食起居、养生调神以防病呢？

（一）谷雨养生三法

谷雨养生，当以"柔肝、健脾、祛湿"为要，此养生三法，可助气血渐旺，安然入夏。

1. 柔肝

春季，阳气始发。"肝主升发"，到谷雨时令，肝气已达最旺。"肝喜调达"，心情愉悦，调畅肝气，有助于肝气的升发。此时不仅要注意疏肝理气以顺其气，更要注意用柔肝之法，以制肝之过旺。此时，调畅情志，快乐至上。

饮食上可食用滋润养阴的食材，如银耳、桑葚、枸杞等，也可用玫瑰花、菊花、百合等泡茶饮，以滋润生津、益阴柔肝、防止肝阳过亢。

柔肝的自我保健穴位推荐：肝俞、太冲、太溪、三阴交、足三里等。

2. 健脾

谷雨时节，脾脏多处于旺盛时期。脾的旺盛会使胃强健起来，人体的消化功能较强，有利于营养的吸收。此时应适时食用春季的新鲜野菜，如荠菜、菠菜、马兰头、香椿头、蒲公英等，以清热解毒、醒脾开胃即可，不可像冬天一样大补。

按照五行理论，木克土，即肝气如果过于旺盛，脾胃也容易收到克伐而出现脾胃虚弱。因此谷雨养生也需要养脾，生活细节中注意细嚼慢咽、七分饱、不食冷、少食甜，护卫脾胃功能。

健脾的自我保健穴位推荐：足三里、中脘、上脘、下脘、气海、关元、天枢、大横等。

3. 祛湿

谷雨前后，降雨增多，空气湿度大。此时湿邪侵入体内，容易产生身体困重不爽、头重如裹、关节肌肉酸重等症状。各类关节顽疾，如风湿性关节炎等，容易在此节气诱发。建议大家不要久居潮湿之地，不要穿潮湿衣服，洗浴后头发体肤要擦干晾干后方可睡觉，发肤未干时勿吹风，避淋雨，防止湿邪作祟。在天晴时多外出晒太阳。

饮食上，推荐多食用具有良好祛湿效果的食物，如白扁豆、赤豆、薏苡仁、山药、冬瓜、白萝卜、藕、海带、竹笋、鲫鱼、豆芽等。

祛湿的自我保健穴位推荐：中脘、足三里、阴陵泉、曲池、大椎、合谷、内庭、脾俞、肾俞等。

（二）谷雨养神三法

中医养生尤重养神，治病更重治神。"养神"当以"静心息虑、心安不惧、豁达舒畅"为要。

1. 静心息虑

焦虑，是一种情绪的表现，正常人也会有这种情况，是人体对外界刺激的防御保护。南朝养生家陶弘景言："静者寿，躁者夭。"谷雨当下，阳气渐旺，更易焦躁不安，使得肝郁化火，心神失守，易损伤精气神，导致神经内分泌紊乱，人体免疫力下降，或促使发病，或加重已病，甚至影响治疗效果和预后。应力求做到静心安然，淡定镇静，不诚惶诚恐，使神气内守，正气得固，邪不可干。

2. 心安不惧

恐惧，是人们在面临某种危险情境，企图摆脱而又无能为力时所产生的一种强烈压抑情绪体验。《黄帝内经》云"恐则气下"，恐惧可令正气下泄，甚至衰竭。《金匮要略》云：五脏元真通畅，人即安和。古人在灾难面前，提倡"心安不惧""气从以顺""恬淡虚无，真气从之"，给了我们诸多提示。

3. 豁达舒畅

抑郁，以连续且长期的心情低落为主要的临床特征，是现代人心理疾病最常见的类型。从一开始的闷闷不乐到最后的悲痛欲绝，自卑、痛苦、悲观、厌世……中医学认为，此属"肝郁"，是由情志因素引起的肝气郁滞病证，春季高发，谷雨期间更为多见。在大都市中的人群，随着工作节奏加快，工作压力增大，此心理问题需引起高度重视。

有诗云"笑看人间沉浮事，闲坐摇扇一壶茶""我命由吾不在天，但看木石自延年"。面对压力，我们应该科学调适，摆脱负性情绪，保持心态平和，潇洒豁达应对工作生活过程中的应激事件。神气充则正气盛，肝木调达舒畅，则邪气祛之。

"精""气""神"是中医三宝，"精"和"气"维护生命基本活动，"神"是生命活力的外在体现。精气充沛，正气充盛，邪不可侵；精神内守，形神兼备。固护好身体的正气，是保持身体健康的"护身符"。

春逝夏来五月天——立夏养生

天气渐热，夏天转眼即至，让我们一起欣赏一下宋代大诗人陆游的《立夏》：

立　夏

［宋］陆游

赤帜插城扉，东君整驾归。

泥新巢燕闹，花尽蜜蜂稀。

槐柳阴初密，帘栊暑尚微。

日斜汤沐罢，熟练试单衣。

立夏是农历二十四节气中的第 7 个节气，一般于公历 5 月 5～7 日交节，预示着季节的转换，为一年四季之夏季开始的日子。立夏迎"三候"：一候蝼蝈鸣，蝼蛄的鸣叫声，向世界宣告着夏天的到来。二候蚯蚓出，随着阳气的渐盛，蚯蚓们仿佛感受到了外界的召唤，纷纷从泥土中探出头来，迎接夏日的到来。三候王瓜生，王瓜，即瓜蒌，这种全身都可入药的蔓生植物，在立夏这个特殊的时节，开始了它蓬勃的生命旅程。在民间，立夏这天有吃"立夏蛋"的习俗，儿童会将蛋装入用彩色线编织的网袋中悬挂于胸前。谚称："立夏胸挂蛋，孩子不疰夏。"疰夏是夏日常见的腹胀厌食，乏力消瘦，小孩尤易疰夏。如何立夏养生，正气存内，邪不可干，安度炎炎夏日？

（一）饮食宜清淡

立夏后阳气上升，天气逐渐升温，多吃油腻，或易上火的食物，会造成身体内、外皆热，出现上火的痤疮、口腔溃疡、便秘等病症。为解决此时脾胃功能紊乱，饮食上宜清淡、多补水，多吃易消化、富含维生素的食物。可以多喝牛奶，多吃豆制品，鸭肉、虾、鲫鱼、瘦肉、食用蕈类（香菇、蘑菇、平菇、银耳等）、薏苡仁等，同样具有增进食欲、补充营养、消暑健身的功效。

（二）立夏"尝新尝鲜"

民俗里，立夏有"尝新"的风俗，在立夏这天吃一些新鲜的水果、蔬菜，对人的身体是很有好处的。在立夏时节合理地调配饮食，可以给整个夏季打下健康的好基础。可以吃一些竹笋、樱桃、蚕豆等。还可以吃些酸味的水果，用以生津开胃。同时立夏之后，人们大量排汗会造成人体津液不足，多食酸性的食物，可以使皮肤腠理适当收缩。乌梅、山楂、木瓜、杨梅均具有收敛、固涩的特性，可适量食用。

（三）调整作息时间

《素问·四气调神大论》记载："夏三月，此谓蕃秀。天地气交，万物华实，夜卧早起，无厌于日。"立夏之后，可适当调整个人的生物钟，养成晚睡早起的习惯，顺应自然界阳盛阴虚的变化，增加午休。中午 13 时到 15 时是一天中气温最高的时候，人容易出汗，稍活动就会因出汗多消耗体力，极易疲劳。所以，中午可以听听音乐或闭目养神，最好不要加班工作。午睡时间要因人而异，一般以半小时到 1 小时为宜，时间过长反而会让神气受损。

《素问·四气调神大论》还告诉我们夏季要"无厌于日""所爱在外""使气得泄"，在立夏节气后早晚不是很晒的时候，我们要适量运动，晒晒太阳，稍稍出汗，使阳气畅达。我们一起欣赏成荫的泡桐、初夏的荷叶，一起拥抱夏日骄阳吧！

物至于此小盈满——小满养生

小满是夏季的第二个节气，《月令七十二候集解》中说"四月中，小满者，物至于此小得盈满"。小满有三候：一候苦菜秀，即苦菜茂盛生长；二候靡草死，即枝叶靡细、不耐阳热之草枯萎；三候麦秋至，是指小麦将要到成熟收获的时节。在北方，此时正是麦类等夏熟农作物籽粒逐渐饱满的时候，但还未完全成熟，即小满；在南方，小满时节则是夏收夏种的季节。小满雨水较多，正如民谚所述"小满小满，江河易满"。南宋诗人杨万里的《小池》描绘了小满时节的景象：

泉眼无声惜细流，树阴照水爱晴柔。

小荷才露尖尖角，早有蜻蜓立上头。

初夏风光如画，一片生机盎然，透露着收获在即的喜悦。

小满时节，是炎热夏季的开始，气温逐渐升高，湿度明显增大，细菌容易滋生而诱发疾病。中医重视"未病先防"，强调春夏养阳，以增强体质，同时需防湿邪和暑热之邪，避免病邪侵害。

（一）养护阳气，增强体质

1. 不可贪凉

小满时节，天气变热，气温升高，早晚温差大，如果选择晚上在户外露天过夜，或者食用过量冷饮等，会导致身体受寒，体内寒湿加重而伤阳。

2. 不露肚腹

要注意保护肚腹部位，小孩子用的"小肚兜"就是起到这方面的作用，保护肚腹不受凉，从而养护阳气。

3. 防空调病

可利用早晚适当户外活动，避免发生空调病而出现关节肌肉酸痛、头痛头晕、乏力、鼻塞、胃肠道不适等情况。

4. 适度运动，激发阳气

提倡早起运动，或者傍晚做户外运动，如快走、慢跑、八段锦、太极拳等，适量的活动可以提升阳气，避免烈日下剧烈运动，反而耗伤气阴。

5. 中午小憩，养护心气

中午的 11 点到下午 13 点之间，是午时，是心经当令，小睡 30 分钟即可，起到养阳护心的作用，可使下午和晚上的学习工作精力充沛。

（二）防湿邪

中医将湿邪分为外湿和内湿。外湿，即来自自然界的潮湿气候，小满时节比较明显，主要与自然界雨水增多，居住环境湿度增高有关。因此要避免淋雨，汗出后及时更换衣物。当外湿比较重时，或由于饮食不慎损伤脾胃，会导致脾胃运化水湿的能力下降，出现脘腹胀满、不思饮食、大便溏泄、小便浑浊、舌苔厚腻等表现，便是引发了内湿，内湿则需要借助药物健脾祛湿，食疗可以进食白扁豆、莲子、薏苡仁等健脾利湿之品。因此，在小满时节，要尽量回避外湿以达到防湿邪的目的。

（三）防暑热之邪

暑热是夏季主气，有明显季节性；暑性酷烈，容易耗伤人体气阴。小满时节，气温升高，如果在炎热时段户外暴晒过久，或者在闷热场所长时间工作学习，容易受暑热之邪侵犯。因此，要避免长时间待在高温的户外或者闷热的室内，来预防暑热之邪。同时暑热较盛之时，要及时补充水分和矿物质，多吃新鲜的蔬菜水果，保持机体内环境的平衡，也可适当借助饮料、空调等消解暑热。

（四）预防常见病

1. 皮肤病

小满时节，气温升高，湿气较大，是皮肤病的高发时期。中医认为此时天气闷热潮湿，湿邪和热邪较重，容易引发湿疹、汗斑、足癣等皮肤病。所以要勤洗晒被褥，勤换洗贴身衣物，穿宽松透气的棉质衣物，有利于散热排湿。

2. 关节疾病

小满时节，湿气较大，湿邪较重，虽然气温升高了，由于早晚温差较大，雨后气温会明显降低，要注意及时增减衣物，防寒祛湿，预防湿邪夹杂寒邪或者热邪侵犯关节、骨骼、肌肉等部位，避免风湿性关节炎、类风湿关节炎、强直性脊柱炎等各类关节疾病的发生或复发。

古人云"小满者，物至于此小得盈满""满而不溢也"，其命名也体现了古人的生活智慧，凡事顺势而为，小满即可，小满即刚刚好，恰到好处的美满，则未来可期。

青梅煮酒论养生——芒种养生

芒种，又名"忙种"，含"有芒之种谷可稼种"的意思。芒种三候为：一候螳螂生，即螳螂上一年深秋产的卵因感受到阴气初生而破壳生出小螳螂；二候䴗始鸣，即喜阴的伯劳鸟感阴而开始在枝头鸣叫；三候反舌无声，与伯劳鸟相反，擅长学习其他鸟鸣叫的反舌鸟，因感应到了阴气的出现反而停止了鸣叫。

这个时节，正值南方种稻与北方麦收。此时气温显著升高、雨量充沛、空气湿度大，适宜晚稻等谷类作物的种植。农事耕种以"芒种"节气为界，过此之后天气开始炎热，农作物种植成活率会越来越低，所有"芒种不种，再种无用"的民谚。陆游有诗，生动地描述了芒种时节麦收、插秧的繁忙景象。

时雨（节选）

[宋]陆游

时雨及芒种，四野皆插秧。

家家麦饭美，处处菱歌长。

芒种节气的气候特点是气温显著升高、雨量充沛、空气湿度大。这期间高温天气频发，湿度大且多闷热，无论是南方还是北方，都有出现高温天气的可能。此时我国华南地区东南季风雨带稳定，江南地区则开始进入梅雨。芒种节气该如何养生？

（一）针对暑热日盛，要避暑养心

1. 防晒防暑

芒种时节的晴朗天气里，阳光变得炽热，紫外线较强，外出可以加一件皮肤衣，防治晒伤；正午户外注意打伞或戴帽，预防中暑。

2. 午睡养心

芒种里昼长夜短，生活上晚睡早起，注意保证充足的睡眠，因此中午小憩对缓解疲劳是很有必要；中医认为暑气通于心，午睡可以增强心气，缓解暑热。

3. 增进瓜果

暑热容易耗伤气阴，瓜果之类甘甜多汁，可以补气阴、消暑热。如黄瓜具有清热利水的作用，西瓜可以清热生津、利尿解暑，甜瓜可以清热消暑、生津止渴。

（二）针对多雨潮湿，要健脾祛湿

1. 饮食清淡

芒种过后湿重日长，容易滋长体内的湿热，导致湿热困脾，人体容易出现困倦、乏力、厌食等表现，此时的饮食宜以清淡为主，避免过甜、过油腻、过辛辣，进一步增加脾胃负担。另外，饮食上还要避免贪凉饮冷，尤其是素有脾胃虚寒者，避免进一步伤及脾胃。

2. 食疗辅助

民俗言"夏季吃豆胜过吃肉"，可以适当多食用具有健脾祛湿功能的白扁豆、莲子、薏苡仁、赤小豆、绿豆等食品。白扁豆能够健脾和中化湿，莲子可以健脾止泻、养心安神，薏苡仁具有利水渗湿、健脾消肿的作用，赤小豆可利水消肿、清热解毒，而绿豆具有清热消暑、利水解毒的作用。现代营养学认为，这些食材中除了含有碳水化合物、蛋白质等营养物质，还含有维生素B、钾等容易随汗液一同流失的营养素。

3. 穴位保健

除了在饮食上下功夫，还可经常推揉身体自带的排湿"开关（穴位）"以发挥健脾祛湿的作用。

（1）阴陵泉：属足太阴脾经，位于小腿内侧，胫骨内侧髁下缘与胫骨内侧缘之间的凹陷中。

（2）足三里：属足阳明胃经，位于小腿前外侧，犊鼻穴下3寸，距胫骨前嵴一横指。平时点按上述穴位，可健运脾胃，有助于运化体内水湿。内湿过重的人，还可以用艾条灸肚脐处的神阙穴，同样有除湿作用。

（三）针对蚊虫蚁蝇，要讲究卫生

1. 注意躲避蚊虫

芒种后湿热交蒸，蚊虫开始大量繁殖，一定要注意住所周围的环境卫生，避免蚊虫滋生；居室可以加装纱窗、蚊帐等，减少蚊虫侵扰。

2. 注意食材新鲜

湿热季节里细菌等容易滋生，食物特别容易变质腐败，所以特别要注重饮食卫生，重视病从口入。生食食品一定要保证新鲜、清洗干净；食用不完的熟食要及时进冰箱，下次食用前一定要彻底加热。

3. 注意个人卫生

夏季人体容易出汗，所以要及时更换衣物、清洗床褥，保持机体干燥，减少体癣、湿疹、皮炎等湿热类皮肤病的发生。

蝉鸣半夏阳气盛——夏至养生

夏至是二十四节气中的第十个节气。至，极也，因这一天太阳直射北回归线，白天最长，阳气最盛，同时也是一年中"由阳转阴"的节气。正如唐代诗人权德舆的《夏至日作》所云：

璿枢无停运，四序相错行。

寄言赫曦景，今日一阴生。

夏至三候为：一候鹿角解，二候蝉始鸣，三候半夏生。鹿角解：古人认为，鹿的角朝前生，属阳。夏至阴气生而阳气始衰，属阳性的鹿角便开始脱落。蝉始鸣：雄性的知了在夏至后因感阴气之生便鼓腹而鸣，吸引配偶。半夏生：喜阴的植物半夏因夏至阴气生在仲夏的沼泽地或水田中开始出生而得名。面对夏至节气，面对已经到来的炎炎夏月，如何养生，如何固护正气？我们把夏季养生的理念和方法归纳如下。

（一）养阳最重要

《黄帝内经》的《素问·四气调神大论》曰"所以圣人春夏养阳，秋冬养阴"夏至节气，人体阳气同自然界相应而旺盛于外，内脏同体表相比反而处于阳气相对不足的状态。这时一定要注意固护阳气，不仅能够提升、扶助自身阳气，祛除机体的寒邪，而且有助于保护相对"阳虚"的脏腑。然而，人们在夏季有着"避暑乘凉"的固有观念，加之随着生活水平提高，"解暑降温"的起居、饮食方法唾手可得，人们往往过度地"乘凉阴冷"，很多人在夏季没有更好地调养阳气，反而更加损伤阳气。因此，夏至养阳要做到以下几点。

1. 忌乘凉过度

将空调调至 26℃ 以上，避免对着空调、风扇直吹。夜间定时空调时间，入睡后空调自动关闭，并避免整夜开窗直吹身体。避免"人造寒邪"侵袭人体体表、脏腑造成"乏力、困倦、关节酸痛、食欲不佳、腹痛腹泻"等"寒邪伤阳"的空调病表现。

2. 忌饮食过凉

冰激凌、冰西瓜、冰啤酒、冰咖啡等已经是很多人的夏季标配饮食。殊不知，这些温度过低、性味寒凉的饮食使夏季不仅没有"养阳"，反而容易"伤阳"。正常人群在夏季要减少冰镇的饮食或大量寒性果蔬的摄入，平素脾胃虚寒的人群更是要远离此类食品。

（二）宁神烦勿扰

夏季和五脏之"心"在五行上同属于"火"。炎热的夏至，火邪容易耗伤心阴，使心火偏旺，因此很多人在夏季容易心烦气躁，违背了《黄帝内经》中"使志无怒"的夏季养生原则。因此，夏至或整个夏季要注意控制好情绪，多读优美的文章、多听悠扬的音乐、多想喜悦的事情，俗语所说的"心静自然凉"是很有道理的。

（三）饮食有"三要"

1. 要清淡

夏至身体的阳气随着自然界阳气而旺盛于外，加之雨水较多至外界湿气较重，脾胃则出现相对"阳气亏虚""湿邪困阻"的状态，清淡易消化的食物有助于脾胃运化，油腻、辛辣、烟酒、浓茶等饮食易导致本就虚弱的脾胃运化不利、升降失常，从而出现食欲不佳、腹胀、便溏等症状。

2. 要酸甘微苦

夏季的"火邪""暑邪"容易伤人津液，使人容易出现口干舌燥的感觉。中医因为性味酸甘的食物可以"生津化阴"，推荐乌梅汤、糖拌西红柿、糖醋拌黄瓜等；苦味的食物具有清心解暑、清热祛湿的作用，推荐"凉拌苦瓜百合""凉拌西芹"等菜品，但平素脾胃虚弱人群需注意减量。

3. 要卫生

当本就虚弱的脾胃，加上性寒饮食的负担，再遇到不卫生的食物，势必会导致"急性胃肠炎"等疾病的发生。夏季饮食要注意果蔬清洗干净、避免食物久置、防止蝇虫污染、就餐环境择优等。

（四）睡好"子午觉"，做到"子时大睡，午时小憩"

子时是阴气最盛、阳气较弱的时候，子时深度睡眠可以滋养阴气，固护阳气；子时又是胆经所主，睡眠可滋养肝阴，疏利胆气，对肝胆养生具有重要作用。午时即11～13时，阳气最盛，阴气萌生，为心经所主。心主神明，为五脏六腑之大主，午睡半个小时左右，可滋养心阴，使神清气爽，脏腑调和。

（五）适量运动好

《黄帝内经》言："夏三月……夜卧早起，无厌于日……使气得泄，若所爱在外，此夏气之应，养长之道也。"结合《黄帝内经》的养生智慧，我们在夏季养生要适当早起，不能因厌恶炎炎烈日而过多待在冷气十足的空调房里，要走出去适度运动，适度出汗，才能顺应阳气的升发，使气血流畅。当然，夏至运动也要避开气温最高的时间，最好选择早晨、傍晚等气温适宜的时间段；运动量不宜过大，过量出汗会加速暑气对人体气阴的消耗，建议选择慢跑、广场舞、散步、八段锦、太极拳等运动方式。

（六）祛湿有妙招

江南地区的夏至节气正值梅雨季节，降雨量大，湿度较高，加之暑邪多挟湿邪共同侵袭人体，常出现"乏力、头晕、恶心、纳差、腹胀、大便黏腻、舌苔厚腻"等"湿邪困阻"的表现。因此，夏至养生也应注意祛湿。推荐以下祛湿妙招。

1. 夏月祛湿粥

将适量等分的炒薏苡仁、白扁豆、赤小豆、绿豆、芡实浸泡一夜，将干荷叶细条纳入纱布袋中，一起煲粥。本品有健脾祛湿、清暑利尿的功效。糖尿病、慢性肾功能不全患者需在医生指导下服用。

2. 祛湿香囊

艾叶 10 g、藿香 15 g、佩兰 15 g、苍术 10 g、白芷 5 g、桂枝 5 g。以上药物剪成小块、小段，或研磨成细粉装入茶叶浸泡袋中，纳入香囊，放于衣服口袋、室内通风处、枕边等处。

3. 祛湿穴位

（1）丰隆。属足阳明胃经穴，小腿外膝眼和外踝两点连线中点，胫骨前缘外侧1.5 寸（大约两指宽度）。

（2）阴陵泉。为足太阴脾经穴位，位于小腿内侧，胫骨内侧髁下缘与胫骨内侧缘之间的凹陷中。

（3）足三里。为足阳明胃经穴位，位于小腿前外侧犊鼻穴（外膝眼）下 3 寸，距胫骨前嵴一横指。每天可用拇指均按揉以上穴位 5 次，每次 30 下；也可用艾灸、刮痧板点穴、揿针等方法刺激以上穴位。

4. 祛湿泡脚方

生姜 5 片、艾叶 10 g、桂枝 10 g、肉桂 5 g、陈皮 15 g、藿香 15 g、佩兰 15 g。以上药物放入纱布袋，蒸锅中加 2.5 L 水并加入药包，煮沸后改文火煮 20 分钟后，用药液泡脚。

注意事项：① 水不宜过烫，糖尿病患者应控制在 40℃以内；② 不宜泡过久，10 ～ 15 分钟。

暑意渐浓始入伏——小暑养生

小暑是二十四节气的第十一个节气，每年公历 7 月 6 ~ 8 日交节，天气已热，但尚未达到极点，所以称为"小暑"。小暑的三候为："一候温风至；二候蟋蟀居宇；三候鹰始鸷。"意思是说，初入小暑，大地暑气正浓，风中都带着热浪；蟋蟀离开了田野，到庭院的墙角下以避暑热；老鹰因地面气温太高而在清凉的高空中活动。"热在三伏"，小暑也是进入伏天的开始，此时气候高温潮湿。小暑时节，我们应该如何养生，安然度过炎热的夏天呢？

（一）平心静气以养心

小暑时节，天气炎热，人们容易出现烦躁不安、疲劳乏力、精神不佳、胸闷、睡眠不好、头痛、心悸等症状。根据中医"四季养生"的理论，认为夏属火，通心。心为五脏六腑之首，有"心动则五脏六腑皆摇"之说。对应这一时节的特点，在中医养生康复方面，需要养护好心脏。

平心静气，可以舒缓紧张的情绪，使气血和缓。既有助于心脏机能的旺盛，也符合"春夏养阳"的原则。所以夏季养生以"心静"为宜，心静自然凉。但房间温度不宜过低，避免贪凉过度；按时睡觉，不熬夜，进行适当时间的午睡；气阴不足的患者可以喝些生脉饮（人参、麦冬、五味子）帮助益气养阴，养心安神；天气炎热仍需要适量的运动，可以选择早晚时间做一些不剧烈的户外运动，如散步、太极拳、八段锦等，平心静气，调节体温；如果出现恶心、头晕等中暑轻症，可服用藿香正气丸、仁丹等解暑祛湿，若出现心悸、呕吐、晕厥等重症则需要及时就医。

（二）饮食清补护脾胃

夏季气候炎热，由于大量出汗，电解质容易丢失；睡眠减少，食欲降低，消化功能相对较弱，使人精神萎靡不振、形体消瘦等；加之气温高，细菌活跃，一些蛋白质、脂肪丰富的食物容易变质，食用后易引发肠道疾病和食物中毒。因此在讲究卫生的前提下，饮食采用"清补"较为适宜，但要注意切不可图一时之快过食生冷，饮冷无度会损伤脾胃阳气，造成脾胃阳虚，导致腹痛、腹胀、呕吐、下痢等胃肠疾患。中医讲究药食同源，下面给大家介绍几种具有药用价值的食物。

1. 莲子

莲子心，性寒味苦，可以清心火除烦助眠；莲子肉，性平味甘，可以健脾胃养心神。

2. 姜

正所谓"冬吃萝卜夏吃姜，不劳医生开药方"。姜，性热味辛，除湿祛寒。夏天人们开空调时会使室内温度过低，加上平时饮食也少不了寒凉之品，长期会损伤脾胃，所以脾胃受寒的人在炎热的夏天喝些温热的生姜水，会有很大裨益。

3. 果蔬

夏天有许多时令的瓜果蔬菜，如西瓜、冬瓜、丝瓜、苦瓜、黄瓜、白萝卜、番茄等，都有清热解暑利湿、摄取营养、健体强身的作用。

4. 茶饮

温饮决明子茶、大麦茶、白茶、绿茶等清暑热、解困乏；由于夏季暑湿重，脾胃弱，脾虚的人可选用具有健脾补胃祛湿的食物，特别是补而不腻之品为宜，可以取赤小豆、薏苡仁、陈皮等煎煮后服用。

（三）冬病夏治正当时

小暑是入伏后的第一个节气，也是"冬病夏治"的好时节，此时阳气旺盛，对于在寒冷冬天里易发作的疾病，运用三伏贴、艾灸治疗是可以达到事半功倍的效果，如哮喘可以选用大椎穴、肺俞穴、肾俞穴等穴位，肩周炎可以选用大椎穴、阿是穴等穴位，慢性腹泻可以选用神阙穴、命门穴、足三里穴等穴位进行治疗，此时也是阳虚体质调养身体的好时机。

消夏解暑，我们的古人有一种独特的方法，唐代诗人白居易曾经这样写道：

何以消烦暑，端居一院中。

眼前无长物，窗下有清风。

热散由心静，凉生为室空。

希望我们在这炎热的夏天，也能静下心来，心情舒畅，细心体会亲友的关爱，开心品尝夏季的美食，惬意感受夏夜的微风，安心守护身体的健康。

热盛湿蕴桑拿天——大暑养生

公历 7 月下旬，很多小伙伴最大的感触就是热！热！热！因为我们迎来了一年中最炎热的一个节气——大暑。这是我国二十四节气中的第十二个节气，7 月 22 ～ 24 日交节，因暑气甚烈于小暑，故名曰大暑。中国古人将大暑分为三候："一候腐草为萤；二候土润溽暑；三候大雨时行。"大暑时节，气温高，雨水多，许多枯死的植物潮湿腐化，滋生细菌，到了夜晚，经常可以看到萤火虫在腐草败叶上飞来飞去寻找食物。大暑时节，土壤高温潮湿，水稻等喜水作物最宜生长。天空中随时都会形成雨水落下，形成雨热同季的潮热天气。大暑正值"三伏天"里的"中伏"前后，阳光猛烈、高温潮湿多雨、"湿热交蒸"的气候特点也在此时到达峰值，人们不免有湿热难熬之苦。在这个特殊的季节，我们应当怎么做才能保持身体健康呢？有以下几点需要注意。

（一）防中暑莫贪凉

根据中医五行理论，暑热属火，与人五脏中的心相通相应，因此暑气伤人先伤于心，古人素有"中暑者，中气虚而受于暑也"的说法。也就是说，如果人正气偏弱，又处在温度很高的环境下，暑热就会乘虚侵袭人体，使人心气受损，耗伤阴液，导致大量汗出，甚至诱发中枢神经系统和心血管系统紊乱而引起中暑，甚至热射病。因此，夏季工作中重视劳逸结合、积极补水、避暑降温是最有效的预防中暑手段。夏季昼长夜短，一定要注意休息，不要让自己处于过度疲劳的状态；室内工作注意降温，室外工作注重遮阳，尤其要避免头部在烈日下暴晒。如果发现有人中暑，轻症应立即将中暑者移至通风处休息降温，并给予淡盐水或绿豆汤、西瓜汁、酸梅汤等饮用补水，如果症状较重则要及时送医救治。

大暑时节除了防中暑，还要注意另一个极端，就是贪凉过度受寒，招致"阴暑"。明代医家汪绮石所著的医著《理虚元鉴》中就有"夏防暑热，又防因暑取凉"的记述。大暑时天气炎热，人体出汗较多，毛孔处于开放状态，阳气外越，本就易受外邪侵袭，如果此时长时间处于空调低温环境下，就会被寒湿之邪侵入人体，表现出头晕、鼻塞、乏力、四肢肌肉关节酸痛等症状，也就是所谓的"空调病"。防护要注意养阳为主，加强背部保暖，避免寒气侵袭体内。另外，每天保持30分钟到1个小时的轻度运动，让机体规律出汗，达到预防和治疗目的。

（二）食清淡多饮茶

夏季人体阳气浮盛于外，内在阳气相对不足，所以常表现为消化能力下降，食欲减退，容易发生腹痛、腹泻。此时饮食以清淡而富有营养为主，不可多进肥腻、辛辣、煎炸食物。一是这类食物容易增加脾胃负担、影响消化；二是容易酿生湿热、引起上火。可多吃小米、玉米、豆类、鱼类、洋葱、土豆、冬瓜、苦瓜、芹菜、芦笋等。出汗多，食欲不好，可用各种营养保健粥来开胃，并调理身体。粥中根据自己需要加入莲子、百合、薏苡仁、绿豆、赤豆等具有健脾益气、利湿解暑功效的食物，既可以补充热量，又能补水，并具有清暑、助眠、安神、保健等作用。另外可以适当多吃西瓜、甜瓜、青瓜、冬瓜、丝瓜等新鲜果蔬，帮助清解暑热。

大暑时节，人体汗出较多，要及时补充水分和电解质。建议大家多喝水，尤其是可以多饮茶，温热的茶水不仅可以补充水分和电解质，还能够通过调节汗孔排汗而降低体温，缓解暑热。但中医认为人体质有偏颇，食物有寒热，热性体质的人可以选择绿茶、荷叶茶、花茶、菊花茶，寒性体质的人则宜喝红茶、青茶、老白茶、黑茶、陈皮茶、莲子枸杞茶等。

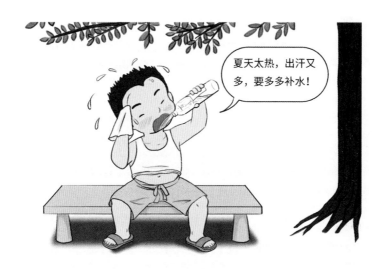

（三）畅情志养心神

中医认为"心藏神"，意思是说心脏与人的情绪、思维、意识等精神活动密切相关。盛夏酷暑蒸灼，人容易闷热不安和困倦烦躁，这是暑气扰动心神的表现，现在也被称为"情绪中暑"。所以酷暑中首先要使自己的思想平静下来、心平气和，切忌脾气火暴，遇事一蹦三跳，因躁生热，使心火更盛，诱发心烦、失眠、血压增高等。所谓"心静自然凉"，遇事要冷静，避免生气恼怒。心气浮躁时，可听一些中国古典音乐，也可以听一些钢琴曲，如理查德·克莱德曼、班得瑞等的作品。夏季可多参加钓鱼、绘画、书法等活动，有安定神志、调养心气的作用。

炎炎夏日，昼长夜短，同时体力消耗甚大，午时小憩，也是最好的养心养神方式。午时指中午 11 ～ 13 时，此时阴长阳消，心经最旺，睡个午觉可以使精神放松、体能恢复，有助于提高下午的工作效率。成人午睡一般以半小时左右为宜，时间不宜过长。

这几个大暑养生的小秘诀，你记住了吗？

凉风白露寒蝉鸣——立秋养生

每年的公历 8 月 7 ～ 8 日将迎来立秋节气。立秋意味着秋天即将到来。立秋三候为：第一候"凉风至"，即经过大暑后暑气渐消，西太平洋吹来的凉风开始登陆我国。第二候"白露降"，是指立秋之后清晨开始出现白露，有了秋天的寒意。第三候"寒蝉鸣"与夏至第二候"蝉始鸣"相呼应，秋天的蝉称为寒蝉，寒蝉感应到阴气生而开始鸣叫。俗话说"早立秋凉飕飕，晚立秋热死牛"，意思是说，如果立秋时间在上午，则后续天气凉爽；而立秋时间在中午 12 点以后，天气就还要热上一阵子。暑热一时难消，气温将要进入暑热和凉寒交替的阶段，不少人在这样的气候交替中容易生病，那么，我们该怎么做才能有效预防疾病呢？

（一）甘寒润肺防秋燥

立秋后，天气开始由热转燥。中医认为，燥气五行属金对应秋季，人体肺主表而通于秋。秋季气燥则易伤肺，肺气伤则机体对外界不良刺激的耐受性下降，易产生外感病，如感冒、咳嗽、过敏等。燥气有温燥和凉燥之分，立秋之际，天气尚热，以感受温燥为主，根据《内经》顺应四时的养生原则，此时可多吃甘寒滋阴润燥的食物，银耳、燕窝、梨、百合、沙参、麦冬、石斛等，既能清热生津，又可滋阴润燥。立秋过后饮食要注意少吃辛辣食物，如葱、姜、蒜、辣椒等，以防肺火太盛而内热伤阴。

（二）调理脾胃滋化源

立秋后，天地阳气渐收，阴寒渐长。中午前后天上有烈日，早晚地上多水露，湿热交蒸，最易困脾。另外，许多人仍然贪图寒凉，过食冷饮、西瓜之类，导致脾胃阳气受损。脾胃虚损后常常出现食欲不振，或食后腹胀，伴有肢体倦怠，精神不振等。此时不妨多吃点健脾和胃的食物，如芡实、山药、茯苓、小米、白扁豆等，一则促进脾胃功能的恢复，二则使气血生化有源，培土生金。

（三）平心静气勿忧伤

中医认为，秋季主肺，肺在志为忧，悲忧易伤肺，自我调养时应循古人之纲要："使志安宁，以缓秋刑，收敛神气，使秋气平；无外其志，使肺气清。此秋气之应，养收之道也。"要内心平和，保持心情舒畅，切忌悲忧伤感。初秋免不了出现"秋老虎"的炎热天气，这种天气很容易令人心情烦躁，应平心静气积极防范"情绪中暑"。

（四）早睡早起护阳气

立秋之后阳气渐收，阴气见长，日落较夏季明显提前。人的生活起居应顺应自然界的阴阳变化，做到"早卧早起，与鸡俱兴"。早卧以顺应阳气之收敛，因阳气是生命立根之本，阳气弱则抵御疾病的能力就会变差，人就容易生病，早睡可以保护、积聚身体内的阳气；早起可使肺气得以舒展，阳气敷布到体表以抵御邪气，并能防止收敛太过。

（五）合理运动强体质

立秋后清晨不冷不热，气温宜人，是锻炼身体的最佳时间，更是开展各种运动锻炼的大好时机。每人可根据具体情况选择适合自己的运动项目，如跑步、跳操、太极拳、八段锦、慢跑、呼吸操等。

（六）穴位按摩防感冒

立秋后，昼夜温差逐渐变大，稍不留意很容易感冒。除了药物保健、饮食调理、起居有节等措施外，中医还有一个简便易行的按摩预防感冒的小妙招：擦迎香穴。用双手大鱼际（拇指掌侧肌肉丰厚处）在鼻翼两旁的迎香穴处反复擦动 100 次，每天 1～2 次，对预防感冒、减少过敏、控制鼻炎等均有一定疗效。

暑尽稻菽千重浪——处暑养生

处暑，意为"出暑"，是炎热离开的意思，为秋季的第二个节气。时至处暑，太阳直射点继续南移，太阳辐射减弱，副热带高压也向南撤退，标志着暑热将尽。处暑三候为：第一候"鹰乃祭鸟"，即老鹰猎捕后把猎物陈列出来，仿佛祭拜猎物。第二候"天地始肃"，即天地肃杀之气渐起，因此古人常在这一个时节处决犯人，谓之"秋决"，也是顺天地肃杀之气；第三候"禾乃登"，黍、稷、稻、粱（大粒的小米或高粱）等谷类到处暑已经成熟可以收成了，古时农民还有会趁此把成熟的禾谷呈献给天子。

民俗意义上一般认为立秋之后就是秋天，而从物候学角度来说，北半球在秋分后才正式进入秋季，处暑恰巧处于这两个节气中间，气候上自然也就具有夏、秋的双重特点。一方面，处暑仍具有"暑气"，表现为白天热；处暑已有"秋象"，体现为早晚凉。

我们现在一起来看看处暑节气具体有哪些养生要点。

（一）润肺养肝防秋燥

夏天结束了，就意味着秋季的开始。这个时期，气候逐渐干燥，饮食上要多吃些滋阴润燥的食物，如雪梨、白萝卜、银耳、奶类等来润肺缓燥，不吃或少吃烧烤类等容易加重秋燥的食物。根据中医理论，人体"肺"通于秋，秋季肺经当值，其气偏旺，"肺气太盛可克肝木，故多酸以强肝木"。处暑之后饮食上要少吃一些辛辣（辛味入肺），多增加酸性食物（酸味入肝），这样能有效收敛肺气、滋养肝脏，保护阴液。可以适当多进食山楂、橘子、葡萄、猕猴桃等酸味食品，适当减少辣椒、姜、葱、蒜、韭菜、八角、茴香等辛味食材。此外，处暑以后，像西瓜、青瓜这类寒凉的瓜果，要尽量少吃或不吃，可以多吃一些秋季应季的水果，如苹果、梨、葡萄、哈密瓜、桃子等。

（二）早睡早起防"秋乏"

俗话说"春困秋乏夏打盹"，立秋过后许多人会感到越发疲劳，神疲懒言，而且身体也感觉干干的，这是秋燥引起的。处暑期间，自然界的阳气由疏泄趋向收敛，人体内阴阳之气的盛衰也随之转换。此时生活上应相应调整，尤其是睡眠要充足，才能缓解"秋乏"。处暑的起居作息应改掉夏季晚睡的习惯，每天早睡 1 小时，争取晚上10 时上床，以最晚不迟于 11 时入睡为佳，做到早睡早起、闻鸡起舞。

（三）情志调护宜"收养"

时至处暑，"露蝉声渐咽，秋日景初微"，秋意渐显。中医讲究"秋收冬藏"，尤为重视精神调养。情绪要慢慢收敛，凡事不躁进亢奋，也不畏缩郁结。"心要清明，性保持安静"，在时令转变中，维持心性平稳，注意身、心、息的调整，才能保生机元气。由暑入秋的过渡阶段，阳气收敛，人也要适应节气变化，收敛神气，"宜安静性情"，忌情绪大起大落，可以通过聆听舒缓音乐、练习书法、钓鱼等集中神志、安定内心的活动实现精神内养。

（四）添衣盖被防温差

处暑节气昼夜温差较大，因此平时最好身边备一件秋装，做到按气温变化酌情增减衣服。中医讲究"春捂秋冻"，尽管此时早晚较凉，但白天温度高时不要急于增添衣物，以利于阳气收敛；夜晚出门则要增加衣物，以保护阳气，避免受寒。在白天只要室温不高不宜开空调，可以开窗使空气流通，顺便还能净化房间的空气；晚上睡觉则要关好门窗，尤其注意腹部保暖，可选择合适的薄被，防止夜间受凉。

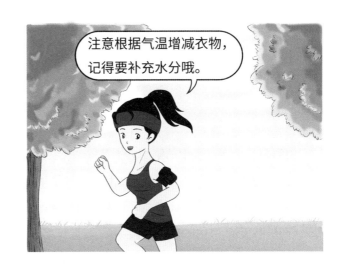

注意根据气温增减衣物，记得要补充水分哦。

（五）适当运动强体质

处暑后，秋高气爽非常适合户外运动，根据自己的身体状况，选择做一些登山、慢跑、郊游等户外运动。此时运动的好处在于，在逐渐降低温度的环境中，经过一定时间的锻炼，能促进身体的物质代谢，增加产热，提高人体对低温的适应力。处暑中午由于室外天气仍然炎热，运动的时间适合选在早晚。运动前要注意热身，做好准备活动，避免运动损伤。运动量要以"不累""微汗"为标准，以便保持良好的精气神。

金秋白露气始寒——白露养生

白露是二十四节气中的第十五个节气，于公历9月7～9日交节，也是继立秋、处暑之后秋季的第三个节气，表示孟秋时节的结束和仲秋时节的开始。我国古代劳动人民在这一时节的清晨，经常在叶片上见到晶莹剔透的露珠，故将这一时节称为"白露"，即历书所说"斗指癸为白露，阴气渐重，凌而为露，故名白露"。

这一时节是气候由热转凉的转折点。白昼阳光尚热，暑热余威仍在，太阳落山，气温便很快下降；夜间地面热量散失很快，气温迅速下降，大气低层的水汽遇冷就凝结在草叶上，形成细小的水珠，即露水。所以白天热、夜晚凉，昼夜温差加大是这一时节气候最突出的特点。随着秋分的临近，天气逐渐转为凉爽，白露秋分夜，一夜凉一夜。正如《月令七十二候集解》中所说"水土湿气凝而为露，秋属金，金色白，白者露之色，而气始寒也"。

白露时节候鸟开始迁徙，正如白露三候所云：第一候为"鸿雁来"，相对应于雨水第二候的"鸿雁北"，白露时节鸿雁自北方飞向南方，以避寒冬。第二候为"元鸟归"，对应于春分第一候的"元鸟至"，即燕子于秋天自南方飞回北方。第三候为"群鸟养羞"，"羞"古同"馐"，即是说群鸟储存食物过冬，同时开始换上丰满的冬羽，准备冬天的来临。

白露是多种农作物成熟的时节，全国大部分地区的谷子、大豆、水稻、棉花等大秋作物进入到收获期，农民既要收割、晾储成熟的农作物，又要管理即将成熟的晚秋作物如玉米、红薯、马铃薯等，所以这既是收获的时节，又是大忙的时节。

白露时节，我们应该如何养生呢？

（一）温差加大防感冒

民谚有云"处暑十八盆，白露勿露身"，是说处暑虽然已经进入秋季，但暑热仍在持续，天气炎热，汗出较多，应勤洗澡。白露是一年当中昼夜温差最大的节气，日间热，早晚凉，温差加大，据统计温差可达 8 ～ 16℃，所以最容易感冒，是上呼吸道疾病高发时节。着衣应随时加减，尤其不可贪凉，谨防受凉感冒。当此时节，宜"早睡早起，与鸡俱兴"，早晚的凉爽天气比较适合运动锻炼，但应注意有晨雾的天气尽量不外出，更不能在晨雾中锻炼。

（二）养胃润肺防秋燥

中医有云"秋季多燥，燥易伤肺"，白露时节要注意养肺，饮食宜遵循"养气润燥"的原则。"天生万物以养人"，当季的梨、葡萄、石榴、枇杷等水果均有润肺的功效；夏季大家常以绿豆粥降火消暑，此时可以百合莲子粥、杏仁川贝糯米粥、银耳冰糖糯米粥等取而代之，可养胃润肺。整体来说，此时节饮食宜清淡、易消化，但也应注意营养，以品种丰富、营养均衡，适合自身体质为佳。

阴阳各半寒暑平——秋分养生

秋分是中国传统二十四节气的第十六个节气，公历 9 月 22 ～ 24 日交节，《春秋繁露》中说："秋分者，阴阳相半也，故昼夜均而寒暑平。"秋分的到来预示着秋意渐浓，中国大部分地区已进入凉爽的秋季，而后气温逐渐降低，越发寒冷，"一场秋雨一层寒"的感觉会更加明显。秋分三候为：第一候"雷始收声"，雷为阳气盛而发声，秋分以后阴气渐旺盛，所以不再打雷了。第二候"蛰虫坏户"，即小虫都已经蛰藏起来了，还用细土封实孔洞以避免寒气侵入。第三候"水始涸"，在华北地区春夏季降雨较丰沛，而到了秋天水气开始干涸。秋分后，自然界的阳气渐收，阴气渐长，养生要顺应自然界"收"特点，要收敛阳气，以防伤阳而生寒；养护阴气，缓秋燥之干涸。

（一）饮食调养

秋分时节饮食仍宜"减苦增辛酸"，辛入肺，酸生津，可养肺润燥。燥为秋季的主气，秋分时节正是秋燥袭人之时，此时燥气由温燥转为凉燥，阳虚者易感其寒，饮食最好以温润为主，可多食芝麻、核桃、大枣、糯米、蜂蜜、乳品、韭菜、白萝卜、洋葱、油菜、茴香、香菜等，以温肺益气、和胃补血。如燥气过重，还可适当吃些山楂、苹果、桃子、葡萄等水果，从而生津润燥。此外，粥能和胃补脾，润养肺燥，适合秋燥之时，可以多煮食梨粥、菊花粥、芝麻粥。值得一提的是金秋的板栗，香甜可口又营养，用栗子煮粥，健胃健脾，补肾强骨。秋燥易耗津液，要尽量少吃辣椒、葱、胡椒等燥热生火之物，少吃油炸、肥腻食物，以防加重秋燥症状。

秋分过后，是品尝螃蟹的最好时节。海蟹或湖蟹（南方又称"大闸蟹"）虽然鲜美，但其性寒，脾胃虚寒者不宜多食。进食时可佐以黄酒，能祛腥解腻，暖胃祛寒；或蘸姜末醋汁同食，以去其寒气。此外，螃蟹不宜与茶水和柿子同食，同食会使人出现腹痛、呕吐等不适。

（二）起居养生

由于秋分中昼夜时间相差无几，我们应该有一个早睡早起的习惯，保证充足的睡眠，早起后最好能做些运动，对身体很有帮助。"春捂秋冻，不生杂病"的谚语符合秋分"薄衣御寒"的养生之道。秋分的天气偏向于"凉而不寒"，过早穿厚衣服，可能会使身体与"凉气"接触太少，不利于适应寒冷的冬季。所以适当"冻"一下，会增加皮肤和黏膜对寒冷的耐受力，有利于人体的抗寒、抗病、防病。但秋分早晚偏凉，需注意增加衣物，夜间入睡前一定要关窗闭户，盖好被子，以防风寒邪入侵，受凉后诱发感冒、腹胀、腹泻等秋季多发疾病。

（三）运动养生

金秋时节，天高气爽，是开展各种运动锻炼的好时机，登山、慢跑、散步、打球等户外运动尤其适宜。特别是登山，可以改善人体的循环系统，增加肺活量，激发快乐和活力。登山还可以配合呼吸，这样可以加强肺部循环功能，更能加速人体代谢过程。但也需注意登山前带好必需的衣物以备早晚御寒，防止感冒。休息时不要坐在潮湿的地上和风口处，出汗时可稍松衣扣，不要脱衣摘帽，以防伤风受寒。进餐时应在背风处，先休息一会儿再进食。

（四）精神养生

秋季气候渐转干燥，日照减少，气温渐降，草木开始凋零，人们的情绪未免有些垂暮之感，故有"秋风秋雨愁煞人"之说。此时，人们应保持神志安宁，收敛神气，减缓秋肃杀之气对人体的影响。中医有"常笑宣肺"之说，适度大笑对呼吸器官、胸腔、肌肉等组织器官有一定调整作用。还可通过体育锻炼、散步、逛街等松弛身心。生活上主动扩大生活圈子，多交朋友，培养兴趣爱好等，都是松弛神经、调养精神的良方。

秋分处于一个"阳消阴长"的过渡阶段，这时常会引起许多旧病的反复，因此古人也有"多事之秋"之说。在这个节气里，消化性溃疡、老慢支、哮喘、高血压、冠心病等慢性疾患特别容易因受凉而出现病情反复或加重，中老年人应提高防范意识，主动养生，增进健康。

昼短夜长寒气生——寒露养生

寒露属于秋季的第五个节气，于公历 10 月 7 ~ 9 日交节，也是二十四节气中最早出现"寒"字的节气，反映了气候变化特征。秋季阴气渐盛，秋凉而成白露，秋冷而成寒露。寒露三候为：第一候"鸿雁来宾"，指鸿雁一批批南下，如宾客来访，有先来后到；寒露第二候"雀入大水为蛤"，寒露时节，鸟雀活动减少，而蛤类会大量繁殖出现，其条纹色泽与雀鸟近似，好似雀鸟入河海所化；第三候"菊有黄华"，黄色的菊花在秋天绽放，古时文人墨客于寒露时节尝蟹赏菊，成为当时秋季的盛事。

寒露开始，自然界中阴阳之气开始转变，昼渐短，夜渐长，气候逐渐由热转寒，热气慢慢退去，寒气渐生，昼夜温差较大，晨晚略感寒意，空气较为干燥。中医认为人与自然界是一个整体，人体的生理活动也要适应自然界的变化，以保持体内的阴阳平衡。寒露节气应该如何养生呢？

（一）起居养生

寒露过后昼短夜长，自然界中的"阳气"开始收敛、下沉。此时人们应注意保养阳气，调整起居时间，养成早睡早起的习惯。一般来说，晚 21 ~ 22 点入睡，早晨 5 ~ 6 点起床比较合适。《素问·四气调神大论》就曾明确指出，"秋三月，早卧早起，与鸡俱兴"，早睡可顺应阳气收敛、阴精收藏，这也符合秋季"养收之道"的养生原则，再加上夜间凉风习习，适合睡眠，可补偿炎炎夏日睡眠的不足；早起可使肺气舒展、阳气调达。早晨气候适宜，适当锻炼将对身心大有裨益。另外科学研究发现心脑血管疾病发病时间多在长时间睡眠后期，这是由于睡眠时血液在心脑血管中的流动速度变慢，容易导致血栓形成。适当早起活动，可加快血液流动速度，防止血栓形成，有助于减轻心脑血管疾病发病率。

（二）着装养生

常言道"寒露脚不露"。寒露过后，气温逐渐降低，应注意足部保暖，以防"寒从足生"。脚自古就有人体的第二心脏之说。从养生理论看，脚离人体的心脏最远，而负担最重，血液供应较少，且脚部的脂肪层较薄，保温性能差，特别容易受到寒冷的刺激。研究发现脚与上呼吸道黏膜之间有着密切的神经联系，一旦脚部受凉，容易引起上呼吸道黏膜毛细血管收缩，纤毛运动减弱，人体抵抗力下降。因此，寒露节气应尽量少穿凉鞋、不露脚踝，体弱及平素畏寒怕冷之人应穿上能覆盖踝关节的袜子护阳保暖，以免寒从足底生。

此外还建议晚上热水泡脚，使足部的血管扩张、血流加快，改善足部的皮肤和组织营养，减少下肢酸痛发生，缓解疲劳。平常怕冷之人更可用艾叶、花椒、小茴香、干姜等药材煮水沐足，可以温经通络、祛病延年。泡脚水位以淹没踝关节 2～3 cm 为宜，泡 20～30 分钟，微微发汗更佳。

（三）饮食养生

"寒露"时节起，雨水渐少、天气干燥，中医认为燥邪最容易伤人肺、胃，导致皮肤干裂、皱纹增多、干咳少痰、咽喉燥痛，甚至会出现毛发脱落和大便秘结等不适。秋季应多喝水，才能补充人体足够的水分。另外，中医学认为五味中的酸、甘可化阴生津，所以饮食应以"酸、甘、润"为主，如雪梨、蜂蜜、甘蔗、牛奶、银耳、百合、莲子、核桃、花生、黑芝麻、胡萝卜、冬瓜、莲藕等食品均有养阴防燥、润肺益胃的作用，可缓解诸多不适。少食辛辣刺激、香燥、熏烤之品如辣椒、生姜、肉桂、花椒等。同时室内要保持一定的湿度，重视涂擦护肤霜等以保护皮肤和防止干裂，避免因剧烈运动、过度劳累等耗散精气津液。

（四）精神养生

研究发现秋季临床上抑郁状态的患者明显增多。由于深秋气候渐冷，日照减少，风起叶落，常会勾起凄凉之感，使人们情绪不稳，易于伤感。因此在深秋时节，人们需保持良好健康心态，将不良的情绪及时地宣泄出来，因势利导，让心情平静安详，乐观豁达。平时多参加自己喜欢的事情，多做做运动，陶冶情操，稳定情绪。这也是秋季养生保健不可忽略的一点。

阴凝为霜秋将尽——霜降养生

"露从今夜白，月是故乡明"。"霜降"是秋季的最后一个节气，《二十四节气解》中说："气肃而霜降，阴始凝也。"霜降三候为：第一候"豺乃祭兽"，豺捕捉野兽以储备能量，将猎物陈列出来，似祭拜一番再食用。第二候"草木黄落"，深秋后很多草木叶片水分减少，转为枯黄而后掉落。第三候"蛰虫咸俯"，各种过冬的小虫均在其藏身之处俯身蛰藏，不食也不活动，静静的进入冬眠。霜降节气天气早晚变冷，开始降霜，也意味着进入了一年里昼夜温差最大的时节，代表着"气温骤降、温差变大"的时令特征。霜降节气，如何养生呢？

（一）预防"冬病"，保暖护"阳"

寒凉邪气易损伤阳气，并使得气血凝滞不畅，引起肢体关节活动不利、脏腑经络不和，这个时候"老寒腿""风湿病""痛经"及"脾弱虚寒"的人群需要提前开始做好预保暖，不可再裸露肢体、贪食生冷而损伤阳气，而要及时添衣固阳，预防着凉。同时根据病症不同，配合中医艾灸足三里、脾俞、关元等穴位，补充阳气。

（二）燥邪当令，应润"燥"养阴

深秋季节，平素怕"燥"的人群，要注意多食如梨、柚子、香蕉、甘蔗、柑橘等水果，百合、银耳、荸荠、莲藕、鸭肉、蜂蜜、冬瓜及各种豆类等滋阴润燥的食物，也可使用中药如石斛、麦冬、沙参、玉竹、西洋参、桑椹等滋阴润燥之品代茶饮。霜降之际也是柿子成熟的季节，柿子可清热、润肺、生津、解毒，因此霜降食柿既是季节民俗，也是养生特色，但因其性凉，不宜空腹或大量食用。

另外，秋燥时节要少食辛辣烧烤等热性之物，避免"上火"。比如生姜，所谓"一年之内，秋不食姜；一日之内，夜不食姜"既是此意。同时，由于皮肤容易干燥，还应注意衣着柔软，适当使用润肤剂，避免刺激皮肤诱发瘙痒。

（三）补冬不如补霜降

冬令进补广为认知，但民间还有"一年补透透，不如补霜降"的谚语。补冬不如补霜降，是因为在深秋季节将身体的气血阴阳调整好，才能更好地消化吸收冬季饮食的精华，养护人体阳气和气血津液，达到保健的作用。根据中医"春夏养阳，秋冬养阴"的养生原则，进入霜降后要增加各种肉类以及核桃、芝麻、莲子、枸杞、山药等果实、根茎类食物的摄入，以补养阴气。肉类中鸭肉和兔肉为当令进补佳品。鸭肉入肺胃肾经，具有养胃、补肾、益肺作用，因其性味甘、寒，特别适合体内有热，又脾弱津亏、大便干燥的人进补食用，甚至被誉为抗结核的"圣药"。兔肉高蛋白质、低脂肪的特点更有"荤中之素"的美称，其亦性寒味甘，无温燥之弊，因此可谓是心脑血管患者和惧怕肥胖者的理想美食。

（四）通畅情志，预防"秋郁"

深秋季节，天气寒凉后，万物萧瑟，植物开始凋零。满地的落叶虽然也是美景，却容易引人忧伤，秋风冷雨更容易使人意志消沉，情绪不稳。这个时节里，可适当注重增加外出活动，开阔视野，调养心情。秋高气爽，蓝天白云，正是登高望远的最佳季节，同时打打太极拳，跳跳操，跑跑步，即可强身健体，舒畅情绪，亦可避免进补带来的热量过剩，脂肪囤积。

农作终结冬初始——立冬养生

　　立冬是农历二十四节气中的第十九个节气，于公历11月7～8日交节。立，建始也，表示冬季自此开始；冬，终也，有农作物收割后要收藏起来的含意，民间习惯以立冬表示进入冬季。立冬三候的第一候"水始冰"，此时中国北部天气已经寒冷，水泽开始结冰；第二候"地始冻"，指土壤中水分因天寒而凝冻使土壤变硬；第三候"雉入大水为蜃"，蜃是大蛤，雉比雀大，与寒露第二候"雀入大水为蛤"相似，立冬时节蜃类会大量繁殖，而雉渐少，好似蜃为雉所化。中医认为"万物皆生于春，长于夏，收于秋，藏于冬，人亦应之"。经过了春生、夏长、秋收，到了冬天，就应该进入闭藏的阶段了。

　　《素问·四气调神大论》有言："冬三月，此谓闭藏、水冰地坼，无扰乎阳、早卧晚起，必待日光、使志若伏若匿，若有私意，若已有得。去寒就温，无泄皮肤，使气亟夺。此冬气之应，养藏之道也。逆之则伤肾，春为痿厥，奉生者少。"这段话就告诉我们冬季养生的原则主要是"闭藏"。我们应该顺应自然变化来养护人体阳气，违背则会伤害到肾气，甚至到春季还会出现手脚冰凉等症状。

（一）精神要闭藏

　　冬季养生的重点是闭藏，所以进入冬季之后，精神调养也要"闭藏"，要保持精神安静，藏神于内，及时调整不良情绪，保持心态的平和，不为琐事劳神。《素问·上古天真论》中讲到"恬淡虚无，真气从之，精神内守，病安从来"。所以在藏神的同时还要让自己保持乐观喜悦的情绪，使心情处于恬淡宁静的状态。冬季草木凋零、万物萧瑟，日短夜长，人们容易触景生情，使身心处于低落的状态，尤其是体质虚弱或常年卧床的患者，甚至可能出现担忧紧张、易怒烦躁、焦虑抑郁等状态，应给予他们更多的关爱。多晒太阳并适当参加一些户外活动也有助于治疗冬季情绪失调。

（二）起居要保暖

《素问·生气通天论》言："阳气者，若天与日，失其所则折寿而不彰。"冬季自然界阴盛阳衰，人需要固护阳气，"去寒就温"，一定要做好防寒保暖工作。对体质虚弱的人来说，气候严寒易使各种慢性病复发或加重。生活上应穿着要轻、软、暖，特别要预防风雪降温等天气对人体的不良刺激。所谓寒从脚底起，足部的保暖也十分重要，应穿着透气性好的棉袜，并经常烘晒保持鞋子内部干燥，不可为了美丽穿着短裙或裸露腿脚。冬季阳气肃杀、夜间尤甚，古人主张"早卧晚起，必待日光"。早睡以固阴精，晚起以护阳气，且不可熬夜伤肝。

（三）运动要有度

《备急千金要方·道林养性》中记载："冬时天地气闭，血气伏藏，人不可作劳汗出，发泄阳气，有损于人也。"立冬时节，应选择运动幅度小的有氧运动，比如快走、慢跑等低强度的有氧运动，不能骤然剧烈运动，避免大汗淋漓，也不可因忙于工作而放弃运动。冬季晨练应该等日出后再进行，清晨室外气温较低，运动前应做好准备活动，充分拉伸待身体暖和后再脱去厚重的衣服，锻炼后如有出汗，应及时擦干汗液，换下潮湿的衣服。

（四）饮食要滋补

寒是冬季的主气，中医认为寒邪容易损伤人体的阳气，因此冬季养生重在温补驱寒。温补就是应用温热性的食物进行补益，这样不仅可以起到很好的御寒作用，还能使身体更加强壮。可以适当多吃羊肉、牛肉、黄鳝、韭菜、大蒜、生姜、茴香等温热食物，或核桃、芝麻等具有温肾补阳功效药的食品。同时，还要多吃萝卜、胡萝卜、菠菜、芹菜等，以补充维生素。

最后给大家推荐一款祛寒滋补的山药羊肉汤，山药可以补益肺脾肾，羊肉可以暖中补虚，做成汤羹，更能温胃暖身。

材料：羊肉 500 g，山药 1 根，胡萝卜 1 根，白萝卜 1 根，葱、姜、料酒、盐、胡椒粉各适量。

做法：将羊肉洗净，切小块，入冷水锅，煮沸后捞出，另起锅加开水，放入焯过水的羊肉和葱姜、料酒，大火煮沸后改小火煲 1 小时左右，其间将山药、胡萝卜及白萝卜均洗净去皮切滚刀块，再加适量盐，继续煲半小时，最后撒上胡椒粉即可出锅。

阳升阴降小雪生——小雪养生

小雪节气是一个气候概念，它和雨水、谷雨等节气一样，都是直接反映降水的节气。进入该节气，气温逐渐下降，虽开始降雪，但雪量不大，故称为小雪。《孝经纬》说："（立冬）后十五日，斗指亥，为小雪。天地积阴，温则为雨，寒则为雪。时言小者，寒未深而雪未大也。"小雪节气的到来，意味着天气越来越冷，降水量增多。

小雪三候为：一候虹藏不见；二候天气上升，地气下降；三候闭塞而成冬。由于不再有雨，彩虹便不会出现了；由于天空中阳气上升，地中的阴气下降，导致天地不通，阴阳不交，万物失去生机；天地闭塞，而转入严寒的冬天。在北方，人们对小雪节气的感受更为深刻，小雪前后，黄河流域以北的地区开始普遍降雪，北方开始进入冰冻的季节。南方也渐入冬季，虽然气温不是很低，但季节的转换却已形成。

《黄帝内经》有云："冬三月，此谓闭藏。水冰地坼，无扰乎阳。早卧晚起，必待日光。使志若伏若匿，若有私意，若已有得。去寒就温，无泄皮肤，使气亟夺。此冬气之应，养藏之道也。"冬季养生一直将《黄帝内经》这段话奉为圭臬，小雪养生也不出其窠臼。

（一）起居养生

重视早睡迟起。冬季阳气潜藏，阴气活跃，人体在冬季不要随意扰动自身的阳气，因此早睡迟起就显得很重要，早睡可以顺应阳气收敛，养护阳气；迟起能护卫人体的阴气。迟起并不意味着赖床不起，睡到日上三竿，而是以太阳升起的时间作为尺度，作为自身起床的时间。

（二）着装养生

穿衣着装应以保暖为主，重点是顾护好几个容易受风寒之邪侵扰的门户：例如风池、大椎、天突，也就是我们俗称的枕后、颈后和颈前。最容易被遗忘的是我们的头，头为诸阳之会，阳气汇聚之所，进入冬季，外出时就应随手戴帽。当然保暖也要有度，不能动则汗出，更不能大汗淋漓。

（三）饮食养生

饮食上荤素搭配，可较夏天时多吃点荤菜，红肉、白肉均可涉猎，手足不温的人可适当多吃点羊肉等温阳之品。当然，对于一般都在温暖室内生活、学习或工作人群，也要限制高热量、高脂肪食物的摄入。因为室内生活消耗小，此时如果饮食过于油腻，容易导致机体上火。一旦上火，不妨试着吃点生萝卜，可清热生津、凉血止血、化痰止咳。

（四）情绪养生

冬季天地万物一派肃杀景象，触之心情难免偶有悲凉，甚至抑郁，冬季最好的心理状态就如内经所言"若有私意，若已有得"，就是保持一种小有收获的幸福感，既不发泄于外，又能愉悦自己。闲来无事可多出去晒晒太阳，晴天里多参加一些户外运动，多听音乐保持心情愉悦。情绪上不要大起大落，在冬季挥霍情绪是不理智也不养生的行为。

雪盛气寒千里冰——大雪养生

大雪，是二十四节气中的第21个节气，也是冬季的第3个节气。古人云："大者，盛也，至此而雪盛也。"到了这个时段，雪往往下得大、范围也广，故名大雪。这时我国大部分地区的最低温度都降到了0℃以下，北方的很多河流逐渐出现了封冻现象，江南地区也开始正式入冬。大雪三候为：第一候"鹖鴠不鸣"，即寒号鸟到了"大雪"时节也感受到天寒地冻、天地冷肃之气氛而停止鸣叫了；第二候是"虎始交"，充满阳刚之气老虎在大雪节气感受到阴气盛极将衰，阳气将开始萌动，开始求偶行为；第三候"荔挺出"，即马兰花在仲冬万物均为雪所覆盖的时候，独自生长露出地表的现象。那大雪节气如何养生呢？

（一）起居养生

大雪时节养生应遵循《黄帝内经》"早卧晚起，必待日光"的原则，保证充足睡眠。起居调养宜早睡晚起，并要收敛神气。早睡可养人体阳气，保持身体的温热；晚起可养阴气，待日出而起，可躲避严寒，用冬眠状态养精蓄锐，使人体达到

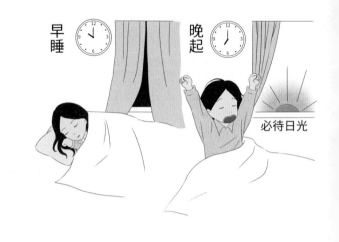

阴平阳秘，为来年春天生机勃发做好准备。同时，室内要经常通风，白天要开门窗，让空气对流。

（二）运动养生

大雪节气天气寒冷，锻炼时间不宜过早或过晚，以安排在日出后和太阳落山前为宜，这样可以躲避严寒，避免损伤阳气。室外运动时，应提前做好防寒保暖工作，尤其应保护好胸腹和关节等关键部位。老年人的运动以室内为主，如果选择室外，应安排在阳光充足的时间段，遇到空气混浊、浓雾遮天的天气，最好改成室内锻炼。

（三）饮食养生

大雪是"冬令进补"的绝佳时节。南北方可根据地域、天气等不同选择合适的食物。江南不太冷的地方适合用鸭、鸡、鱼、虾进补；北方气候寒冷，可以选择羊肉、牛肉、狗肉温补，增加御寒能力。羊肉是这个时节南北方的必备美食，它性温热，富含蛋白质，不仅御寒，还可增加抵抗力。但羊肉属于高热量食物，在食用时应当适量，不可贪多。"冬吃萝卜夏吃姜，不劳医生开处方"是一句大家耳熟能详的民间谚语。大雪时节，除了多食肉类进补，还要多吃萝卜、山药、冬笋、芋艿等以及青菜、韭菜、蒜苗、韭黄等，以荤素搭配，营养全面。

（四）精神养生

古人云："仲冬之月，身欲宁，事欲静。"《素问·四气调神大论》指出："使志若伏若匿，若有私意，若已有得。去寒就温，无泄皮肤，使气亟夺，此冬气之应，养藏之道也。"在冬季，生命偏重于静养。情志方面要心静意定，心态宁静、柔和而恬淡，以此收心养精。主要是做到放下过多的欲望和追求，不要有太多的压力和思想负担。

阴极阳生护肾元——冬至养生

冬至节亦称冬节、交冬，它的由来与天文历法有着直接的关系。古人对冬至的说法是：阴极之至，阳气始生，日南至，日短之至，日影长之至，故曰"冬至"。冬至后随着太阳直射的北移，白天的时间渐渐长起来。至此，我国各地气候都进入一年中最寒冷的阶段，也就是人们常说的"数九"。冬至三候为：一候"蚯蚓结"，即蚯蚓仍交缠成结状，缩成一团在土里过冬。二候"麋角解"，麋和鹿相似而不同种，鹿是山兽属阳，夏至时鹿感受阳气渐退而解角；麋是喜水泽属阴，麋冬至时感受阴气渐退而解角。三候"水泉动"，深埋于地底之水泉，由于阳气引发，水未完全结冻而仍可流动。

冬至气候寒冷，人们活动由盛转衰，由动转静，更利于蕴藏阳气，在这阴极阳至的时日里，正是养生的大好时机。此时节的养生，以调护阳气为重中之重，一方面要躲避自然界的寒气，避免阳气受损；一方面主动调养，增强自身阳气。以"藏"和"补"作为此时节的养生要义。

（一）冬至起居护阳气

冬至时节天寒地冻，人极容易受寒，也容易生病，所以，冬至前后养生的核心就是"躲寒、远冷"，养生讲究"去寒就温""无泄皮肤"。平时一定要做好防寒工作，特别是中老年人，应注意保暖。要小心保护自己，尤其注意头部、脚部和颈部的保暖，忌生冷，避冷水，饮食以温热为宜。"冬时天地气闭，血气伏藏，人不可作劳汗出，发泄阳气"。因此，早睡晚起，日出而作，保证充足的睡眠，有利于阳气潜藏，阴精蓄积。室外运动等待太阳升起后再出门为宜，且程度以舒缓为主，不可大汗淋漓。

（二）冬至调理重在肾

按中医五行之理，冬天水旺，入通于肾，故冬天由肾主时。冬至阳气敛藏于肾水之中，养肾即是养阳气之敛藏，使之不妄动、不妄耗。冬至养肾不仅能增强人体抵御寒冷的能力，而且还可提高人体免疫力和抗病力，延缓衰老。肾主骨，齿为骨之余，经常叩齿，有益肾、坚肾之功。肾在液为唾，以舌抵上腭，待唾液满口后，慢慢咽下，能够滋养肾精。此外，还可通过饮食、药物、艾灸等方法来调补肾气。

（三）冬至饮食可进补

冬至进补，首选饮食调理。按照传统中医理论，补益通常可分为四类：即补气、补血、补阴、补阳。大米、糯米、花生、山药、胡萝卜、豆浆、鸡肉等具有益气健脾功效，可用于乏力倦怠、声低气短、动则汗出的气虚人群；动物肝脏、动物血制品、龙眼肉、荔枝肉、桑椹、黑木耳、鱼类等都有一定的补血作用，可用于面色萎黄、心悸寐浅、爪甲苍白的血虚人群；银耳、木耳、梨、牛奶、鸡蛋等具有滋养阴液，生津润燥的功效，适合咽干口燥、五心烦热、形体偏瘦的阴虚人群；狗肉、羊肉、虾类、鹿肉、核桃、韭菜、枸杞、鳝鱼等有温肾助阳的功效，适用于畏寒怕冷、四肢不温、腰膝无力、夜尿频多的阳虚人群。

（四）冬至艾灸最适宜

冬至是阴阳二气的自然转化，这个阴阳交接的时候，艾灸神阙穴是激发身体阳气上升的最佳时间。神阙穴是五脏六腑之本，为任脉、冲脉循行之地、元气归藏之根，为连接人体先天与后天之要穴。艾灸神阙穴可益气补阳，温肾健脾，祛风除湿，温阳救逆，温通经络，调和气血，对身体非常有益。可以把艾条点着后以肚脐为中心，熏灼肚脐周围就可以了。注意不要烫到皮肤，有温热的感觉即可。每天 1 次，每次 15～20 分钟。

（五）冬至泡脚益肾气

俗话说"寒从脚下起"，随着寒冬季节的来临，泡脚成为冬至养生的一种便捷方式。中医经络学说认为，肾之经脉起于足部，足底涌泉为其主穴，冬夜睡前用热水泡脚，并按揉脚心涌泉穴，可以起到舒筋活络、通畅气血、补益肾气的作用。泡脚的时间以晚上 7～9 时为宜。

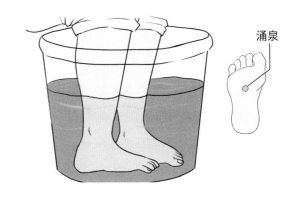

此时为肾经气血最衰弱的时候，温热刺激经络气血可以更好发挥滋养肝肾的效果。泡脚水温以 40～45℃为宜，泡脚时间以微微出汗即可，切勿大汗。若在水中加入适量的艾叶或生姜，更有增强温经散寒的作用。

水冰地坼勿扰阳——小寒养生

　　小寒是二十四节气中的第二十三个节气，时间是在公历 1 月 5～7 日，这时正值寒冬"三九"前后，小寒的到来标志着气候开始进入一年中最为寒冷的日子。小寒三候为：第一候"雁北乡"，候鸟中大雁能顺应阴阳气而迁移，有些雁由于阳气已经发动，雁群开始启程自南方往北飞迁移。第二候"鹊始巢"，喜鹊喜阳性，因感到阳气萌动而开始筑巢，准备孕育下一代。第三候"雉始雊"，雉鸡开始鸣叫，寻找配偶。冬至后的阳气萌动三九寒天，北方天寒地冻，瑞雪纷飞，大多数动植物都处于蛰伏的冬眠状态；江南一带虽然气温多数在零度以上，田野尚有生机，但不时有冷空气来袭，加之阴雨，气候也令人湿冷难耐。

　　在小寒节气里，人们最需要应对的，是来自自然界的寒邪。《黄帝内经》中说："冬三月，此谓闭藏。水冰地坼，无扰乎阳。早卧晚起，必待日光。使志若伏若匿，若有私意，若已有得。去寒就温，无泄皮肤，使气亟夺。此冬气之应，养藏之道也。"所以在这个节气里，人们应该遵循自然界的"蛰伏闭藏"的规律，生活上"避寒就温"、养护阳气。

（一）重装厚衣御寒

　　小寒时节，室内外温差很大，出门前一定要注意增加衣物，特别是注意对头部、背部和脚部的保暖。头部受寒后会引起血管收缩、肌肉紧张，易引起头痛、感冒等，老年人还有可能诱发血压升高、中风等。背部受寒后，寒冷之气可通过背部的穴位影响局部肌肉或传入内脏，进一步危害机体健康。所以，出门戴上帽子，增加一条厚围巾，对于抵御严寒、预防疾病尤为重要。

（二）早卧晚起避寒

小寒时节里，早晚气温接近冰点，所以不利于早起或晚上进行室外活动。对于老年人，还应该晚上早点上床，上午日出后再出门，以躲避冬日严寒。有条件的家庭，要做好居室取暖工作，使室温保持在体感舒适的温度，避免感寒受凉。

（三）食疗药补养阳

从饮食养生的角度讲，要特别注意在日常饮食中多食用一些温热食物以补益身体阳气。食物中属于热性的食物主要有辣椒、干姜、花椒、肉桂等；属于温性的食物有羊肉、狗肉、糯米、韭菜、核桃、桂圆等。特别要提出的是，小寒时节正是吃火锅、涮羊肉的好时节。如果虚寒体质的人或者病患，还可以通过制作适合自身体质的冬令膏方，或者根据自身情况食用一些参、茸、黄芪、虫草、哈士蟆油等温性药物，来达到调理体质和治疗疾病的目的。

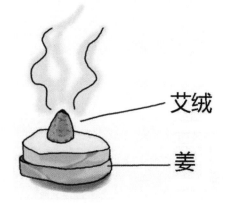

（四）灸疗温熨助阳

艾灸、烫熨都是常用的温热疗法，具有温阳散寒止痛等作用。

尤其是艾灸作为中医药学的重要组成部分，它通过艾绒燃烧在一定穴位上施治，直接或间接地施以温热刺激，通过经络的传导作用而达到治病和保健目的。冬日里，可以选择足三里、关元、气海以及背部腧穴进行灸疗，能够治疗虚寒性疾患，提高机体抵抗力。

（五）适度活动生阳

古人说，冬时天地气闭，血气伏藏，人不可劳作汗出，发泄阳气，告诫人们冬季不要过度劳作汗出，避免扰动阳气，破坏人体阴阳转换的生理功能。但另一方面，冬季也要适度锻炼，通过运动激发身体阳气，产生热量以提高机体御寒能力。一般而言，冬季运动以舒缓为主，天气晴好的正午前后，可以选择室外活动，其他时间则宜选择在室内活动。

梅开阳萌傲寒霜——大寒养生

大寒，是二十四节气中的最后一个节气。时间大约是每年公历 1 月 20 ～ 21 日。大寒同小寒一样，也是表示天气寒冷程度的节气，大寒是天气寒冷到极致的意思。大寒三候第一候"鸡始乳"，大寒节气，阳气进一步生发，鸡群感受到阳气的壮大，开始孵鸡蛋，准备孵育鸡仔。第二候"征鸟厉疾"，老鹰、隼等凶猛有攻击性的猛禽处于捕食能力极强的阶段，它们翱翔于天际，追捕猎物以御严寒。第三候"水泽腹坚"，此时寒冷已极，河川的水结冰直透到水底，形成又厚又硬的冰块。大寒时节养生我们需要做到以下几点。

（一）"外防寒"

1. 防颈寒

戴围巾，尽量不穿露脖子的衣物。颈部是人体防御寒邪的"要塞"，不仅充满血管，还有很多重要的穴位，比如大椎穴、风池穴、风府穴，以及延伸到肩部的肩井穴。保护好这些穴位，可以避免寒邪入侵人体而生病。

2. 防腰寒

双手搓腰暖肾阳。双手搓腰有助于疏通带脉、强壮腰脊和固精益肾。脊椎两旁的后腰是肾脏所在位置。中医认为"肾主骨、生髓、通于脑"，肾喜温恶寒，常按摩能温煦肾阳。肾阳是人体一身之阳气的根本，大寒养生顾护肾阳意义尤其重大，肾阳充足，可以使全身阳气充足气血畅达。

3. 防脚寒

常做足浴。足浴跟热水洗脚不一样。足浴要注意三点：第一是温度，水温最好40℃左右，水淹没踝关节处；第二是时间，每次浸泡 20 ～ 30 分钟，不时添加热水保持水温，泡后皮肤呈微红色为好；第三是按摩，泡足后擦干用手按摩足趾和脚掌心2 ～ 3 分钟。

（二）"内滋阴"

大寒节气，正是一年之中最干燥的时期，很多呼吸系统有"老毛病"的人经常会有咳嗽痰多、痰液黏稠、咳痰不净的感觉。对于心脑血管疾病患者，因血管弹性功能下降，容易诱发心梗、脑梗、脑出血等危险情况。可以选用常见的食材如银耳、麦冬、沙参、梨、百合等，都是滋阴润燥不错的选择。

（三）"既要冬藏，又要春生"

大寒，标志着一年二十四节气的终结，同时也意味着新的一年节气的开始，是由"冬藏"到"春生"的过程。所以大寒节气既要继续以藏为主，抓住最后一个可以保养元气、让身体积蓄更多能量的时期，同时又要调畅气机，给阳气的新一轮升发打好基础。宜做到以下几点。

1. 动宜慢，微汗即可

可以选择一些舒缓的运动，如慢跑、打拳、散步等，起到舒展筋骨的目的即可。此外，运动尽量选择在白天、阳光充足时进行，并做好准备活动，防止运动损伤。

2. 心宜平，多晒太阳

积极调节自己的心态，节制喜怒，多听音乐，参加娱乐活动，积极乐观地面对寒冷的天气变化。还要多晒太阳，静心等待寒冷过后的春色。

3. 补勿过，准备春发

小寒时节我们推荐的是进补，但大寒时节不建议太过进补，宜适量减少进补量，避免过于燥热。其次，在进补中应适当增添一些具有升散性质的食物，如香菜、洋葱、芥菜、白萝卜等，正如俗话说"冬吃萝卜夏吃姜"，正是这个道理，为适应春天升发的特性做好准备。

篇 三

体质健康面面观

起居养生法

饮食养生法

运动养生法

针灸按摩养生法

药物养生法

……

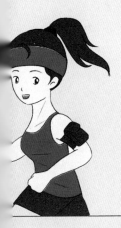

体质养生法

　　什么是体质？首先让我们从日常的生活现象中去了解和感知。生活中，有的人高大威猛，体质壮实；有的人娇小玲珑，体弱多病。有的人肤如凝脂，一年四季皮肤都非常有光泽，不用消费化妆品；有的人皮肤干燥，秋冬季只能靠滋润的护肤品避免皮肤皲裂；有的人皮肤油腻，终年毛孔粗大，油光满面，时不时脸上还长满痤疮，令人烦恼。大家在冬天都非常喜欢吃火锅，有的人一吃火锅就浑身发热，面色红如桃花，非常舒服；有的人吃完火锅的第二天早上就会牙痛、扁桃体发炎、嘴唇舌头生疮，或者脸上生很多痤疮，或者小便很黄，大便干结。炎热的夏天里，各种冷饮是人们解暑的一剂良药，有的人饮用后瞬间口渴解除；有的人却马上会拉肚子甚至出现胃部绞痛。有的人不容易生病甚至很少感冒；有的人则反复感冒、小病不断。有的人一感冒就发高热；有的人感冒后却很少发热。以上这些生活现象中所反映的人与人之间差异的根源，就在于不同人之间体质的差异。

　　所谓体质，是指在人的生命过程中，在先天禀赋和后天获得的基础上，逐渐形成的在形态结构、生理功能、物质代谢和性格心理方面综合的、相对稳定的特征。其表现为生理状态下对外界刺激反应的差异性，以及发病过程中对致病因子的易感性和倾向性。中医自古以来就非常重视体质，辨证施治是中医防治疾病的主要特色，其本质也就是整体观察的基础上，重视个体差异，从体质和疾病两个方面进行综合分析，形成具有特定诊断意义的"证候"，据此制定相应的防治原则。

　　中医体质学说认为，每个人都具有其自身体质特点，体质差异决定人是否发病，决定了对某种致病因素或疾病的易感性，也决定疾病的类型，甚至决定疾病的预后。同时，体质不是固定不变的，外界环境和生活条件的影响，都有可能使体质发生改变；针对不良体质，还可以通过有计划地改变周围环境，改善劳动、生活条件和饮食营养，以及加强体格锻炼等积极的养生措施，纠正其体质上的偏颇，提高其对疾病的抵抗力，从而达到防病延年之目的。

现代中医体质理论将基本体质分为九类：阳虚体质、阴虚体质、气虚体质、血虚体质、痰湿体质、瘀血体质、气郁体质、湿热体质和平和体质（也有人认为无血虚体质一类，而增加特禀体质一类）。阳虚体质的人一年到头都怕冷，夏天不怕热讨厌吹空调，冬天更是痛苦难捱；阴虚体质的人则相反，常常感到燥热，夜晚睡觉时时感到手脚心发热出汗，冬天喜欢吃冷饮，喝很多水却还是口干难忍，小便黄，甚至大便干结；气虚体质的人最容易伤风感冒，反复感冒一般不会发高热，经常感觉疲劳不爱运动，而且稍微活动，汗就出来了；血虚体质的人脸色多发黄，指甲、口唇、眼睑的颜色都很淡，健忘，有时候感到头晕眼花，妇女则月经量少，颜色淡；痰湿体质的人大多比较肥胖，额头总是油光光，肿眼泡，容易脱发，也爱出汗；瘀血体质的人大多面色晦暗，容易生色斑，女性月经多有暗黑色血块；气郁体质的人遇事不顺容易生气，是抑郁症的易发人群；湿热体质的人体内就像桑拿天，口气重，汗臭味大，汗液发黄，皮肤油腻，易生痘痘，小便黄，大便很臭；平和体质是理想的健康状态，只有少数一部分人能这么幸运，脸色红润，身材匀称，性情开朗。前八种基本体质都是有所偏颇的。当然，就个人体质而言，可以是单纯的某种基本体质，更多的则是多种基本体质的兼夹，如瘀血兼痰湿体质、气虚兼痰湿体质、阴虚兼湿热体质等。

审因施养、辨体质施养是中华养生的基本原则之一。前一段时间社会上有人宣扬：任何人只要坚持吃绿豆、茄子这些"健康"食品，就可以达到有病治病、无病强身、保健延年的目的，这种言论影响甚广，甚至一度使得国内绿豆价格飞涨。其实这是一种误导，且不论绿豆、茄子这些东西的预防保健作用到底有多大，仅从科学养生的角度来看，宣扬者就根本不懂养生，不明白要辨体质施养的道理。就每一种食物而言，都具有一定的偏性，如绿豆性寒，热性体质的人吃了会很舒服，但寒性体质的人长期食用就可能会出现腹泻、怕冷等不适，甚至引起原有病情的加重。所以，在进行养生之前，搞清楚自己的体质类型至关重要，这也就是中医强调养生必须因人而异的道理所在。

明白了体质的基本分类，该如何改变我们偏颇的体质而达到健康状态呢？这就先要了解体质是怎样形成的。体质"禀赋于先天，得养于后天"。首先，体质虽然复杂、兼夹、混合的居多，但每个人的体质总是以主线、主旋律、主背景终其一生，较少有变化，这是因为体质的基调由先天禀赋决定，每个人都带着父母、家族、种族的烙印，"种瓜得瓜、种豆得豆"，先天赋予了体质的稳定性，优生优育理念提倡女性怀孕前要将体质调整到相对最佳的状态，就是这个道理。所以某种程度上体质很难改变，比如糖尿病、高血压、肥胖症、精神病、过敏性鼻炎、湿疹等疾病都具有明显的家族性，虽然这些病本身并不遗传，但家族体质对这些疾病有高度的易感性，更容易得这些病。

庆幸的是，体质并不是一成不变的，人在出生以后，体质以主基调为基础，因各种因素发生着不同的变化，所以说体质"禀赋于先天，得养于后天"，"后天"包括年龄、生活方式、生存环境、精神活动、疾病、药物等。比如，不同的年龄阶段，身体的状态不同。小孩子稚阴稚阳，抵抗力差，很容易生病，但只要治疗及时得当，很快就恢复活蹦乱跳的状态；青年壮阴壮阳，虽然相对精力充沛，身体强壮，但却往往受到情感困扰，困惑多了会影响消化、睡眠、月经等；而到了老年则是衰阴衰阳，经常感到无力、怕冷、困倦。地域是影响体质的重要因素，"一方水土养一方人"，江南水乡与西北高原，四季分明的中北部地区与常年气温偏高、无冬无雪的岭南地区人群体质有明显不同。还有生活习惯，特别是饮食习惯也会对体质造成不同的影响，长期营养过剩、食量过多，经常形成痰湿体质，长期吃辣加重湿热和阴虚体质，而常食寒凉食物则更容易形成阳虚和瘀血体质；过度的体力劳动和脑力劳动常常导致气虚，性生活过度往往出现阳虚。可见，体质虽然禀赋于先天，有它的稳定性，但又受到生活中方方面面的影响。

既然生活中有很多的因素可以影响体质，那我们可以反其道而行之。首先通过纠正自己不良的生活方式、习惯等，利用这些影响因素去调整自己偏颇的体质，使之恢复健康的平衡状态，而这也正是体质养生的出发点。因此，体质养生需要在了解自身体质的基础上，首先从树立健康的生活方式做起。这就要我们做生活中的有心人，生活中的点点滴滴，包括衣食住行以及情志等方方面面，都蕴含着养生的内容，针对自己的体质特点，合理安排饮食、精神、起居、运动等，并持之以恒，就有可能改善自己的偏颇体质，恢复平和状态。比如，在饮食上，气虚体质的人要遵循补脾、健脾的原则，选择性平偏温，具有补益作用的食品，如糯米、小米、大枣、山药、南瓜、扁豆、鸡肉、黄鳝等，摒弃那些冰冷寒凉、肥甘厚腻的饮食习惯；而一个体质湿热的人则要注意疏肝利胆，最好吃一些绿豆、苦瓜、冬瓜、荠菜、竹笋、四季豆等清利湿热的食物，不宜食用银耳、燕窝、雪蛤、阿胶、蜂蜜等滋补药食。在精神调养中，气虚体质的人注意不要让自己过度地思虑，学会转移注意力，培养开朗外向的性格，使情致舒畅；湿热体质的人更需要的是去刻意避免发怒、焦虑紧张的情绪。在体育锻炼方面，气虚的人避免过度运动，比较适合慢跑、登山，甚至仅仅是散步；体内湿热的人运动锻炼注意舒展筋骨关节，增加身体柔韧度，如瑜伽、气功、太极拳等。

对于偏颇较重的体质类型，尤其是那些伴有各种慢性疾患的人，有时单纯靠生活调养难以达到纠正体质、养生保健的效果。对这些人，还需要在医生的指导下，辅以药物、针灸、推拿等治疗性措施，以更好地干预体质。如气虚体质的人可以服用四君子汤、参苓白术散等具有补气作用的方药；湿热体质的人则宜服用六一散、二妙散等具有清热利湿作用的方药。在针灸方面，气虚者可以选灸法，取足三里、神阙、百会等穴位以补气；湿热者可以多用针法，取丰隆、阳陵泉、行间等穴位以清热利湿。只要治疗措施得当，经过一段时间，体质就会慢慢地向健康的方向转化，疾病也会随之减轻、治愈或得到有效的控制，身体的健康水平得到明显提高。

总之，养生就像种在农田中劳作，要想收获丰硕的庄稼、花草、树木，就要浇灌它们赖以生存的土壤，也就是关注我们的体质。世界上找不到两片完全相同的叶子，不同的人也拥有不同的体质，辨清体质，顺体质而养，才能获得健康。

起居养生法

起居涉及日常生活中衣食住行等方方面面。起居养生的重点是通过对日常生活中各方面的合理安排，做到起居有常，劳逸适度，衣着合宜等，使身心处于协调的和谐状态，从而达到祛病强身和延年益寿的目的。

（一）起居有常

起居有常主要有两个方面的含义：一是指作息和日常生活要有一定的规律；二是指作息和生活合乎自然界和人体的生理常度。合理的作息，能够保养人体的精气神，使人体精力充沛，生命力旺盛。中华养生认为，人的作息只有与自然界阴阳消长的变化规律相适应，才更有利于健康。同时，有规律的作息制度可以通过神经中枢建立各种条件反射，并使其不断巩固，形成稳定的良好的生活习惯，进而促进生理功能有规律地健康发展；而无规律的作息，往往导致人适应能力的减退，抵抗能力的下降，会加速人的衰老和死亡。

古人强调"日出而作，日落而息"的作息规律，是"天人相应""效法阴阳"思想的集中体现，因为清晨自然阳气开始生发，人体阳气趋表，利于运动和生产，所以才在此时从事日常活动；黄昏时分，阳气渐虚而阴气渐长，人体的阳气也随之入里，所以人们就要停止劳作、安卧休息，长养其阴。当前，随着生活方式的转变和生活节奏的加快，许多年轻人喜欢熬夜工作，而白天却赖床不起，由于这样的习惯违反了自然界阴阳变化的基本规律，就容易引起机体阴阳的失衡，长此以往，就容易产生疾病，如夜间自主神经处于亢奋状态诱发消化性溃疡、失眠。一年之中，春季阳气渐长，白昼变长；夏季阳气隆盛，昼长夜短；秋季阴气渐长，黑夜变长；冬季阴气最盛，昼短夜长。所以，为了适应自然阴阳的这种变化，古人提出春秋季节宜早卧早起，夏季宜晚卧早起，冬季宜早卧晚起，通过顺应自然阴阳的规律性变化来保持自身阴阳的平衡。

（二）劳逸适度

"劳"，指劳作，主要包括劳力与劳神；"逸"，指休息。劳与逸都是人的生理需要，二者之间存在着一种既对立又统一的辩证关系。合理从事一些体力劳动，可以活动筋骨，调畅气血，强健体魄；善于用脑，勤于思考，有助于开发其潜能，可改善智力，延缓衰老，尤其对老年人具有重要的意义。适当的休息则有助于消除疲劳，恢复体力和精力，是调节身心的必要手段。但是，过度劳作，形体疲劳或是精神衰惫，又是导致疾病的重要原因；贪逸无度，气滞血瘀，同样会导致疾病。因此，应当根据个人的具体情况，正确处理劳逸之间的关系，做到劳逸结合，使二者协调适度，才有助于健康长寿。同时，还要需要注意以下几点。

（1）体力劳动要轻重适宜：进行体力劳动要根据自身的体力量力而行，选择适当的内容，轻重搭配进行，同时安排好自己的业余生活，使自己的精力、体力等得到充分的利用。

（2）体力劳动与脑力劳动结合：体力劳动偏重于动，动则促进气血的运行与调畅，所以动则养形，脑力劳动偏重于静，静则有助于神志保持平和的状态，所以静则养神，体力劳动与脑力劳动相结合，可以达到形神共养的目的。如体力劳动者，可以培养种植花草的兴趣，以陶冶情趣；脑力劳动者则应当进行适当的体育锻炼，使机体各部分得到充分有效的运动。

（3）休息的多样化：休息的方式包括静式休息和动式休息。静式休息的主要形式是睡眠，除了保证充足的睡眠时间外，还要保证睡眠的质量；动式休息主要是指一些有益身心恢复的活动，可根据个人的不同爱好选择不同的形式，如打太极拳、散步、下棋、吟诗作画、听音乐等。动式休息与静式休息结合，不仅可以消除疲劳，使人的精力得以恢复，而且还可达到娱乐效果，使生活充满乐趣。

（三）衣着合宜

衣着是人们日常生活中最基本的要素之一，具有防暑御寒、保护肌肤的作用。为了适应外界气候的变化，维护机体内外阴阳的动态平衡，衣着的选择显得也非常重要。衣着的选择，既要舒适得体，又要顺应四季的变化。

首先，衣着要做到量体而定。特别是青少年时期，生理发育处于比较旺盛的阶段，不应为了片面追求造型和线条美，而穿过紧过瘦的衣着。如年轻女性长期束胸或胸罩过紧，会影响胸廓的发育，束腰过紧，可使肋缘凹陷，胸廓变形。相反，衣着过于肥大，也不利于保暖和日常活动。因此，衣着款式合体，才能既使人感觉舒适，又能达到养生的目的。随着季节的不同，自然界气候也有寒热温凉的转变，衣着的增减应顺应四时的变化。春季阴寒未尽，阳气渐生，早春应减衣不减裤，以助阳气的升发；夏季阳热炽盛，适当地减少衣服是避暑之良法；秋季气候转凉，注意及时增加衣服，但不可一次过多地添加衣服，俗语有"春捂秋冻"的说法，是说春季不可减衣过早过速，秋季不可添衣过早过速，过寒过暖容易导致机体对寒热的耐受性降低，引起抵抗力下降，反而容易受邪致病。尤其是老年人、小孩或体质虚弱的人，更当谨慎地增减衣服。同时，根据季节的不同，在衣着选择上还应注意以下几点。

（1）材料质地：麻纱类衣料具有较高的导热作用，适合用作夏季的衣料，而毛织品导热性较低，具有良好的保温作用，适合作为冬装衣料，此外，夏装或内衣宜选质地轻而柔软的衣料，如果过硬或过于粗糙，易使皮肤摩擦受损。

（2）透气性：夏季宜选择透气性较好的衣料，有利于散热，冬季宜选择透气性较小的衣料，以保证衣服具有较好的保温作用。

（3）颜色：颜色越淡，吸热性越差，颜色越深，吸热性越强，因此，夏季宜选择淡颜色衣料或浅颜色服装，冬季宜选择深色服装，以利于吸热保暖。

饮食养生法

俗话说"民以食为天"，饮食是供给机体营养物质的源泉，是维持人体各种生理功能、保证生命生存不可缺少的条件。饮食养生，就是按照中医基本理论，平衡、合理地安排饮食，以保证营养、减少疾病、增进健康、益寿延年的一种养生方法。食物的滋养作用是身体健康的重要保证，合理地安排饮食，使机体获得充足的营养供应，可保证气血充足，脏腑功能旺盛，从而提高机体的正气，增强御邪抗病的能力，从而达到抗衰防老、延年益寿的目的。

饮食养生，并不是一味地补充营养，而是要遵循一定的原则和方法，概括而言，主要有平衡膳食、饮食有节、饮食卫生几方面。

（一）平衡膳食

食物的种类不同，所含的营养成分也不相同，只有合理搭配，才能从中获取不同的营养，以满足生命活动的需要。早在两千多年前的《黄帝内经》中就指出，"五谷为养，五果为助，五畜为益，五菜为充，气味合而服之，以补精益气"，全面概述了饮食的主要组成内容。以谷类为主食，肉类为副食，用蔬菜来补充，以水果为辅助。这样调配饮食，才会供给人体需求的大部分营养，有益于人体健康。从现代科学研究来看，谷类食品含有糖类和一定数量的蛋白质；肉类食品中含有蛋白质和脂肪；蔬菜、水果中含有丰富的维生素和矿物质。这些食物相互配合起来，才能满足人体对各种营养的需求。如果不注意食品的合理调配，就会造成膳食营养不均衡，最终影响到人体健康。偏食是一种不良的摄食习惯，它直接引起营养摄入的不均衡，会影响到人体的正常发育、成长，甚至会导致某些慢性疾病。比如，偏食肉类而过少食用蔬菜水果是最为常见的饮食偏食情况，可以导致便秘、维生素缺乏等病症；而如果一味吃素，则可能会导致体内脂溶性维生素等人体必需物质摄入量的不足，从而诱发疾病。据世界卫生组织粗略统计，全球每年至少有270万人的死亡与食用蔬菜水果过少有关。

中医学还认为，不同的食物具有酸、苦、甘、辛、咸等五种不同的滋味。一方面，不同滋味的食物分别对人的五脏有着不同的长养作用，同时，五味过偏还可能对人体的五脏造成损害。如酸味入肝，适度食用乌梅、柠檬、山楂等酸味食物可起到保养肝脏的作用，但如果偏食太过，反而可能因肝气过旺而损害脾胃（肝属木，脾胃属土，木克土）。因此，在膳食的平衡上，除了讲究营养成分的平衡，还要注意保持五味的均衡。

（二）饮食有节

饮食有节，就是饮食要有节制，主要包含两个方面：一是进食的量，二是进食的时间，即要做到定时定量。

定量是指进食宜饥饱适中。人体对饮食的消化、吸收、输布，主要靠脾胃来完成，进食定量，饥饱适中，恰到好处，则脾胃足以承受，消化、吸收功能运转正常，人便可及时得到营养供应，以保证各种生理功能活动。过度饥饿，机体营养来源不足，不能保证营养的供给，就会导致各种生理功能的减退，势必影响健康；反之，如果饮食过量，势必增加胃肠道的负担，容易导致食滞胃肠，食物不能及时消化，会影响营养的吸收和输布，过量的食物也会损伤脾胃的运化功能，最终导致机体的营养不足而妨碍健康。

定时是指进食宜有较为固定的时间。有规律的定时进食，可以保证消化、吸收机能有节奏地进行，脾胃功能谐调，使饮食物有条不紊地被消化、吸收，并输布全身。

如果食无定时，或零食不离口，或忍饥不食，就会打乱胃肠消化的正常规律，日久会使脾胃功能失调，消化能力减弱，食欲逐渐减退，有损健康。一天之内，人体的阴阳气血的昼夜变化而盛衰各有不同。白天阳气盛，故新陈代谢旺盛，需要的营养供给也必然多，故饮食量可略大；夜晚阳衰而阴盛，为静息入寝的时间，故需要的营养供给也相对少些，饮食量可略少，这也有利于胃肠获得充足的休息。所以，自古以来就有"早饭宜好，午饭宜饱，晚饭宜少"之说。

（三）饮食卫生

俗话说"病从口入"，饮食卫生一直为人们所关注，作为养生防病的重要内容，需要注意三个方面。一是饮食要新鲜。新鲜的饮食，可以防止病从口入，避免被细菌或毒素污染的食物进入机体而发病，古人有"鱼馁而肉败不食，色恶不食"之说。而且，新鲜食品所含的营养成分更容易被吸收。二是要以熟食为主。食物经过烹调加工以后，更容易被机体消化吸收，同时，烹调过程中，也杀灭了大量细菌等致病因素。三是注意饮食禁忌。有些食物不适合食用，如发芽的土豆，霉变的花生等，如果误食以后容易发生食物中毒，影响健康，甚至危及生命，对此应予以足够的重视。

运动养生法

生命在于运动，"动则不衰"也是我们中华民族传统养生的运动观。运用传统或现代的体育运动方式进行锻炼，以活动筋骨、调节气息、静心宁神，实现气血流通、经络畅达、脏腑调和，达到增强体质、益寿延年的目的，这种养生方法称为运动养生法。

（一）动静结合

"动"为阳，指活动筋骨、运转肢体；"静"为阴，指思想专一、排除杂念。中医运动养生讲究动静结合，指的是练习外形动作的时候，要排除杂念，保持心境的平静，以促进内气运行，气血流畅，也就是所谓的动中有静，以静寓动。动以养形，静以养神。动则强筋壮骨，滑利关节，行气活血，疏经通络，以壮形体，调脏腑；静则收心纳意，轻松自然，全神贯注，以培育正气，即在精神舒畅和情绪安宁的状态下锻炼。动静结合，意气相依，内外兼修，身心并重，可实现形神共养的目的。此外，运动还要有张有弛、有劳有逸，才能达到养生的目的。紧张有力的运动，要与放松、调息等休息运动相交替。进行长时间的运动后，一定要注意适当地休息一会儿，否则必然会影响到正常的生活和工作，造成精神疲惫，影响到养生健身初衷。

（二）动而中节

"中节"，指适度，尽管运动有益于健康，但在运动养生中非常强调适度原则。活了 101 岁的药王孙思邈在《备急千金要方》中指出，"养性之道，常欲小劳，但莫大疲，及强所不能堪耳"，说明运动养生要注意掌握运动量的大小，使气血流畅。运动量太小则达不到锻炼目的，起不到健身作用；太大则超过了机体耐受的限度，反而会使身体因过劳而受损。许多著名运动员 40 岁左右就患了心脏病，甚至在赛场上猝死，寿命竟比普通人还短。这是因为剧烈的运动破坏了人体阴平阳秘的状态，加速了某些器官的磨损，导致脏腑生理功能的紊乱，出现早衰，甚至早夭。所以，运动健身强调方法合理，强度适宜，循序渐进，不可急于求成。操之过急，往往欲速而不达。不同的运动锻炼方法各有所长，也各有特点，可根据自身情况（如年龄、体质、职业等）、实际需要、兴趣爱好，以及不同的时间、地点、场合等选择适宜的项目。在运动量适当的情况下，所选项目不一定局限于某一种，可综合应用或交替穿插进行；运动量和技术难度可视具体情况而逐渐加大，并注意适可而止，切不可勉强或操之过急。

（三）贵在坚持

运动养生并非一朝一夕的事，需要持之以恒。俗话说"流水不腐，户枢不蠹"，一方面指出了"动则不衰"的道理，另一方面也强调了经常、不间断锻炼的重要性。冰冻三尺非一日之寒，只有持之以恒、坚持不懈，才能收到运动养生的效果，三天打鱼两天晒网是不会达到锻炼目的的。运动养生不仅是对身体的锻炼，也是对个人意志和毅力的锻炼。

传统的健身养生法是我国劳动人民智慧的结晶。千百年来，人们在养生实践中总结出许多宝贵的经验。有简便易行，形式多样的民间健身法，如运动量较小，轻松和缓的散步、郊游、荡秋千、放风筝、踢毽、保健球等；运动量适中的跳绳、登高、跑马、射箭、举石锁等。这些运动方法简便，器械简单，而活动饶有趣味性，亦无需人更多地指导、训练，是民间喜闻乐见的健身措施。又有在一定理论指导之下，有目的、有具体要求、需要经过学习和训练才能掌握的系统健身法。因其有一系列的连续动作，故可以使人体各部分得到较为全面、系统的锻炼，是传统运动养生法中较高层次的健身运动，包括导引、吐纳、武术等。这里仅择要介绍几种相对简单易行的养生导引方法。

1. 五禽戏

五禽戏是模仿虎、鹿、熊、猿、鸟五种禽兽的动作，组编而成的一套锻炼身体的功法，相传由东汉名医华佗所创。五禽戏要求意守、调息和动形三者紧密协调配合。意守可以使精神宁静，神静则可以培育真气；调息可以行气，通调经脉；动形可以强壮筋骨，滑利关节。

由于五种动作不同，意守的部位有所不同，所起的作用也有所区别。虎戏即模仿虎的形象，取其神气、善用爪力和摇首摆尾、鼓荡周身的动作，要求意守命门，有益肾强腰，壮骨生髓的作用，可以通督脉、去风邪；鹿戏即模仿鹿的形象，取其长寿而性灵，善运尾闾，尾闾是任、督二脉通会之处，要求意守尾闾，可以引气周营于身、通经络、行血脉、舒展筋骨；熊戏即模仿熊的形象，熊体笨力大，外静而内动，要求意守中宫（脐内），以健脾益胃，调和气血；猿戏即模仿猿的形象，猿机警灵活，好动无定，要求意守膻中（心），以外练肢体灵活，内抑思想活动，达到思想清静，体轻身健的目的；鸟戏又称鹤戏，即模仿鹤的形象，动作轻翔舒展，要意守气海，可以调达气血，疏通经络，活动筋骨关节。

五禽戏的五种功法各有侧重，但又是一个整体，如果经常不断练习，则具有养精神、调气血、益脏腑、通经络、活筋骨、利关节等作用。神静而气足，气足而生精，精足而化气动形，达到精、气、神合一，则可收到祛病健身的效果。

2. 八段锦

八段锦是中国民间流传较广，最有代表性的一套健身操，距今已有八百余年历史。八段锦即八段动作，内容包括肢体运动和气息调理。古人认为这八段动作美如画锦，故名八段锦。其最大的特点，是每式动作的设计，都针对一定的脏腑或病症需要。全套动作精练，运动强度适中，能行气活血，协调脏腑功能，男女老幼皆宜。

练八段锦可根据自己的体力条件，选坐式或站式。坐式古称"文八段锦"，站式古称"武八段锦"。练习前应安神定志，意守丹田，全身放松，双目平视，调畅呼吸。做动作时必须结合意念活动，注意配合呼吸。下面介绍站式操作。

预备式：自然站立，两脚平行分开，两臂自然下垂，眼看前方。

第一式——双手托天理三焦

动作：两臂慢慢向上高举过头，指尖相对，手指交叉，翻掌，掌心向上，尽力上托，头后仰，眼看手背，继而足跟尽量上提，吸气，维持这种姿势片刻；呼气，两臂慢慢放下，足跟轻轻落地，还原到预备姿势。

作用：双手托天使三焦通达，气与水液灌注周身，上传肺，中和脾胃。故能除胸闷、腹胀、水湿之气，增进食欲等。

第二式——左右开弓似射雕

预备式：双腿分开成马步，两手半握拳，平放胸前。

动作：挺直上身，向左侧转身；伸直左臂，拳眼向上，食拇指向上翘起，双目直视食指，呼气；右手半握在胸部如拉弓，缓拉至右胸前，吸气。还原成预备式，如此左右轮替。

作用：使胸部扩张，宣降肺气，活动双臂。

第三式——调理脾胃举单手

预备式：自然站立，两臂平放胸前，两掌心向上，指尖相对。

动作：翻掌，左手上举成单臂托天状（指尖向右），右手下按于右胯旁（掌心向上，指尖向前）。左右姿势互换，反复进行。上托下按时吸气，左右换式时呼气。

作用：有升有降，利于脾胃升降，以消食去积。

第四式——五劳七伤往后瞧

预备式：自然站立，双手叉腰。

动作：头慢慢向右转，眼看后方，吸气；还原成预备式，同时呼气。如此左右轮替。

作用：使精血充盛，神气宁；五脏六脏精足，劳损则消。

第五式——摇头摆尾去心火

预备式：马步，挺直上身，双手自然安放大腿上（虎口对腹）。

动作：上身前俯深屈，头部在左前方缓缓作圆环转动，同时臀部相应右摆，左腿及右臂适当展屈，以辅助摆动，呼气。转动数圈后，还原姿势，吸气，再向右方如法进行。

作用：摇头使心火下降，摆尾使肾水上济，故可去心火。

第六式——两手攀足固肾腰

预备式：直立，双臂平屈于上腹部，掌心向上。

动作：向前弯腰，翻掌下按至足背，双手攀握足尖，臂膝伸直，头略昂起；然后回复直立姿势；两手握拳，并抵及腰椎两侧。前俯后仰时呼气，还原吸气。

作用：腰为肾之府，久练能固肾、壮腰膝。对肾虚腰痛等有帮助。

第七式——攒拳怒目增气力

预备式：马步，两手握拳放在腰旁，拳心向上，双目圆瞪。

动作：右拳用力击出，臂随伸直；同时左拳用力紧握，左肘向后挺，两眼睁大，向前虎视。左右交替进行，击拳呼气，收拳吸气。

作用：可强壮胸、肩臂、腰、腿部肌肉。

第八式——抱项七颠百病消

预备式：自然站立，双方交叉抱颈项，颈向后抵，手向前抚。

动作：两腿足跟并拢，提起，以前脚掌支撑身体，保持直立姿势，头用力上顶；之后足跟着地，还原为立正姿势。提跟时吸气，顿地时呼气。

作用：颈项为足太阳经所循之处。足太阳经主一身之表，抱颈通达卫外之气，使腠理密，邪不能犯，百病不生。

八段锦适用于各种慢性病的治疗与康复，凡体质不很虚弱，活动无明显障碍者，都可采用。对神经衰弱、冠心病、慢性支气管炎、腰背痛尤为适合。根据具体情况，或整套练习，或重点择取1～2段。例如保健养生可全套采用；内脏下垂者，可重点选"托天""单举"等动作；呼吸道疾病可选"开弓""摇头摆尾"等；腰背疾病选"攀足""背后七颠""摇头摆尾"等。有晕眩、低血压、心衰、肝硬化重病者不宜。每式动作重复数次，按体质渐次增多。

总之，现代养生保健的导引方法很多，个人要根据自己各方面的实际情况，合理选择。一旦选定之后，就要专一，切忌见异思迁。因为每一种导引方法都有其自身规律，专一精练能强化生命运动的节律，提高锻炼的效果。如果同时练几种导引方法，对每一种导引方法都不深、不精，可能不仅起不到健身作用，反而因为多种导引方法的相互干扰，影响身体的健康水平。练功要想有益健康，就得遵循各种导引方法的自身规律，循序渐进，坚持不懈，专心致志去练，不可急于求成，练得过多过猛。

精神养生法

《淮南子》说:"神清志平,百节皆宁,养性之本也。"《素问·上古天真论》言:"恬淡虚无,真气从之;精神内守,病安从来?"精神养生被历代养生家认为是防病治病之良药、养生寿老之本法,是在"天人相应"整体观念的指导下,通过怡养心神、调摄情志、调剂生活等方法,保护和增强人的心理健康达到形神高度统一、提高健康水平。

(一)清静养神

清静,是指人的精神情志应保持恬淡宁静的状态。神有广义和狭义之分,广义的神是指人生命活动的外在表现,狭义的神指的是人的心神。人的各种精神活动由心神所主导,古人云:"得神者昌,失神者亡。"神是生命存亡的根本。《黄帝内经》从医学角度提出了"恬淡虚无"的养神养生思想,指出保持内心的清静,有助于维持机体的抵抗力,防止感受各种邪气。也就是告诫人们,在日常生活中,不做勉强之事,不胡思乱想,做到意念纯正,无争无贪,使心旷神怡,心神宁静,则能防疾祛病,尽享天年。清静养神的首要方法是少私寡欲。少私,是指减少私心杂念;寡欲,是降低对名利和物质的欲望。因为私心、嗜欲来源于心,私心太重,嗜欲不断,难免斤斤计较,患得患失,唯名利是务,经常使心神处于愤怒、忧郁、悲伤、失望的状态,日久必会扰动心神,破坏心神的清静,影响健康。若能心无妄想,常知足,少贪求,无杂念忧患,无嗔怒之心,正确对待个人的利害得失,才能减轻思想上不必要的精神负担,使人心胸开阔,襟怀坦荡,从而保持心神的清静内守,促进身心健康。其次是要敛思凝神。敛思是指通过专心致志，排除杂念来保养心神；凝神是指心神高度集中，专注于一点，不散乱不昏沉，这样可使内心保持一种宁静祥和的状态而不受外界精神因素的干扰，对机体的生理功能起到良性地调节作用。

当然，清静养神也不是超尘脱世，无所作为或无欲无求。人毕竟生活在复杂的社会环境及自然环境之中，各种问题、矛盾、纠纷不可避免，更何况七情六欲乃人之常情，是本能的表现，若精神空虚，无所用心，或有欲强禁，不得疏泄，反而于健康不利。清静养神关键在于制念定性，凡事珍惜精神，从容以待，并注意控制感情和意念，尽量减少情绪激动对身体产生的不良影响，方能不求静而自静。

（二）七情调和

七情，指的是喜、怒、忧、思、悲、恐、惊七种情绪。七情人皆有之，在一般情况下，是人对各种刺激所作出的反应，属于正常的精神生理现象。若能恰当而合理地使用感情，则有益于健康；反之，若情志波动过于持久，过于剧烈，超越了常度，则可使人气机逆乱，气血消损，脏腑功能失调而致病。因此，养生非常重视避免情志过激，提倡七情调和的摄神方法。在社会生活中，人总是会不可避免表现出七情的各种反应，所以情不能不动，但勿令过，情志活动贵在调和适中。百事临头，难急交加，都要自制忍性，沉着镇静，既不为一得而过喜，也不为一失而过忧，这样才能有利于保持人体的健康长寿。

（三）养性怡神

所谓"性"，即指人的性格和情操。虽然七情太过、五志过激是疾病发生的重要原因，但在漫长的人生道路上，令人失意、沮丧、悲伤、烦恼、愤怒的事常常有之，再加上各人性格脾气不一样，故要在情绪的波澜中经常保持平静与坦然的心境，就必须学会养性。人的性格豁达与否，情操高尚与否，直接影响着人的情志变化和生理活动。大凡高寿之人，多半性格开朗，情绪乐观；相反，急躁、固执、多疑、善虑、懦弱、孤僻等性格，常常是情志激变的基础，产生疾病的土壤，甚或是早夭的原因。因而养性，就是加强性格修养，树立正确的人生观，自觉地培养高尚的道德、理想、情操，严于律己，宽以待人，做到养性怡神，益寿延年。养性除了加强自身的道德修养以外，还可以通过生活中各种有益于身心健康的文化娱乐活动，来寻找自己的精神寄托，陶冶自己的性情。如书画、下棋、雕刻、集邮、种花、旅游、钓鱼等，均有助于消除烦恼，舒畅情志，都是养性怡神的好方法。

针灸按摩养生法

针刺、艾灸、按摩，方法各有不同，但其基本点是相同的，都以中医经络学说为基础，运用针刺、艾灸或手法作用于机体经络腧穴系统，以刺激腧穴、调整经络为基本手段，激发营卫气血的运行，从而起到和阴阳、养脏腑的作用。三种方法其实均施以手法为主，又各有特长，针刺有补有泻；灸法长于温补、温通；按摩则侧重于筋骨关节，属于中医外治法中三种不同类型的方法。

（一）毫针刺法

针刺养生就是通过用毫针刺激人体一定的穴位，以激发经络之气，使人体新陈代谢旺盛起来，从而起到强壮身体、益寿延年的目的。现代研究证明，针刺对人体具有整体性和双向性的调整作用，并且对机体多个器官组织及各个系统都能产生不同程度的良性影响，通过建立趋向稳定的内环境，达到养生保健的目的。针刺养生与针刺治病的方法虽基本相同，但着眼点不同，针刺治病着眼于纠正机体阴阳、气血的偏盛偏衰，而针刺保健则着眼于强壮身体，增进机体代谢能力，旨在养生延寿。也正因为二者的着眼点不同，反映在选穴、用针上亦有一定差异。若用于保健，针刺手法刺激强度宜适中，选穴不宜多，且要以具有强壮功效的穴位为主。针刺养生，可选用单穴，也可选用几个穴位为一组进行。欲增强某一方面功效者，可用单穴，以突出其效应；欲调理整体功能者，可选一组穴位，以增强其效果。在实践中，可酌情而定。

（二）保健灸法

保健灸法，即是在人体某些特定穴位上施灸，以达到和气血、调经络、养脏腑、益寿延年的目的。保健灸流传已久，古代养生家在运用灸法进行养生方面，已有丰富的实践经验。《医学入门》里说，"药之不及，针之不到，必须灸之"，说明灸法可以起到针、药有时不能起到的作用。至于灸法的保健作用，早在《扁鹊心书》中就有明确的记载："人于无病时，常灸关元、气海、命门……虽未得长生，亦可得百余岁矣。"保健灸则多以艾为原料，从形式上分为艾炷灸、艾条灸、温针灸三种；从方法上又可分为直接灸、间接灸和悬灸三种。保健灸以艾条灸最为常见，而直接灸、间接灸和悬灸均可采用。根据体质情况及所需的养生要求选好穴位，将点燃的艾条或艾炷对准穴位，使局部感到有温和的热力，以感觉温热舒适，并能耐受为度。时间可在3～5分钟，最长到10～15分钟为宜。

（三）经穴按摩

按摩，古称"按跷"。就是通过运用手和肢体的技巧，在人体一定部位或穴位上施以推、拿、按、捏等手法，通过刺激体表或体表穴位，通过经络的传导与调节作用，促进整体新陈代谢，从而调节人体各部分功能，保持机体阴阳相对平衡，以增强机体的自然抗病能力，达到舒筋活血，健身、防病之效果。从现代医学角度来看，按摩主要是通过刺激末梢神经，促进血液、淋巴循环及组织间的代谢过程，以协调各组织、器官间的功能，使机体的新陈代谢水平有所提高。经穴按摩可以由他人进行，也可以自我按摩，保健按摩方法多简便易行，但贵在坚持，常行之有效。

1. 足三里

位于小腿外侧前部，外膝眼下3寸（以本人的中指中节横纹为标准，食、中、无名指及小指四指并拢的宽度为3寸），胫骨外缘一横指处。简便取穴方法是坐着或躺下，另一人用右拇指关节卡住左侧小腿下端胫骨缘上，由下向上推，至不能再推时，拇指尖所止处即是。足三里穴为全身强壮要穴，可健脾胃、助消化，益气增力，提高人体免疫功能和抗病功能。

刺法：用毫针直刺 1～1.5 寸，可单侧取穴，亦可双侧同时取穴。

灸法：艾灸足三里，是足三里保健最经典的保健方法。民间即有谚语"艾灸足三里，胜吃老母鸡"之说。具体方法为点燃艾条，悬于穴位之上，时间可掌握在 10～15 分钟，以灸至局部稍有红晕为度，隔日施灸 1 次，每月灸 10 次即可。

自我按摩法：拇指按揉足三里。具体方法为用拇指指面着力于足三里穴位之上，垂直用力，向下按压，按而揉之。其余四指握拳或张开，起支撑作用，以协同用力。让刺激充分达到肌肉组织的深层，产生酸、麻、胀、痛和走窜等感觉，持续数秒后，渐渐放松，如此反复操作数次即可。

2. 关元

位于腹部正中线脐下 3 寸。取穴时，四指并拢，平行横放于肚脐下，小指下位置即是。可用于腹泻、腹痛、遗尿、尿闭、阴痒、阳痿、早泄等症治疗，同时该穴具有补虚作用，对增强体质，提高机体免疫力有一定的疗效。

刺法：斜刺 0.5 寸，得气后出针。每周针 1～2 次，可起到强壮身体的作用。

灸法：艾条灸。取清艾条一根，将其点燃后，靠近关元熏烤，艾条距穴位约 3 cm，如局部有温热舒适感觉，就固定不动，每次灸 10～15 分钟，以灸至局部稍有红晕为度。灸完，被施灸者有时会有小腹部温暖发热之感。隔日施灸 1 次，或每月灸 10 次即可达到保健治疗的目的。

自我按摩法：拇指或食指按揉关元。具体方法同足三里。

3. 气海

位于腹部正中线脐下 1.5 寸。取穴时，可上法先取关元穴，关元至肚脐间距离的一半即是气海穴。本穴确有调整全身虚弱状态，增强免疫及防卫功能，对先天禀赋虚弱、后天劳损太过、大病初愈或产后体虚等证均可取为补虚要穴。素有"气海一穴暖全身"之誉称，意思是说气海穴有强壮全身的作用。

刺法、灸法、自我按摩法：同关元穴。

4. 神阙

位于腹中肚脐的位置，是胎儿脐带脱落的地方，如同瓜蒂脱落于瓜体一般，素有"先天之本源，生命之根蒂"之称。神阙穴属任脉，同三阴经密切相通，与督脉相表里，联系五脏六腑、四肢百骸，是人体元神之门户，经络之枢纽，有温补元阳、健运脾胃、益气延年的功能。

灸法：隔盐灸神阙。传统中医药认为"盐"，味咸性寒，入胃、肾、大小肠经，有涌吐、清火、凉血、解毒之功效。隔盐灸神阙结合了盐之药性和艾灸温经散寒的功效共同作用于神阙穴，具有回阳救逆之力、固脱补肾之功，一般灸 1～2 壮即可。第一步，将纯净干燥的食盐填平肚脐。如果肚脐突出者，可用湿面条围住肚脐周围，再上覆食盐。第二步，将艾炷放于盐上点燃。患者稍感灼痛，即应更换艾炷。自我按摩法：以神阙为中心摩腹。立位或卧位，用手掌面按在腹上，先以顺时针方向，再以逆时针方向，各摩腹 20 次，饭后摩腹，有助于消化吸收；临睡前摩腹，可健脾胃、助消化，并有安眠作用。

5. 涌泉

位于足底，属足少阴肾经，位于足跖屈卷足时，在足心前三分之一的凹陷中。用力按于穴上，会有明显酸胀感。涌泉穴有补肾壮阳，养心安神的作用。

灸法：用艾条灸，一般以灸 5 分钟为宜，常灸此穴，可收健身强心，有益寿延年之功效。自我按摩法：用左手拇指按摩右足底涌泉穴，用右手按摩左足，反复摩搓 30～50 次，以足心感觉发热为度，可调肝、健脾、安眠、强身。

药物养生法

药物养生是利用某些补益药物来调整机体状态，以增进健康、延缓衰老的养生方法。千百年来，历代医家不仅发现了许多益寿延年的保健药物，而且也创造出不少行之有效的抗衰防老的方剂，积累了丰富的经验，为人类的健康长寿做出了巨大贡献。中医认为，人之所以长寿，全赖机体阴阳气血的平衡。运用药物养生，其根本即在于燮理阴阳，调整五脏气血阴阳的偏盛偏衰，使其恢复"阴平阳秘"的平衡状态。

（一）辨证施补

机体的偏颇，不外虚实两大类，应本着"虚则补之，实则泻之"的原则，予以辨证施药。虚人当补，但虚人的具体情况各有不同，故进补时一定要分清脏腑、气血、阴阳、寒热、虚实，辨证施补，方可取得益寿延年之效，而不致出现偏颇。所以，药物养生一定要在专业医生等指导下进行，方不致产生偏差，否则补不得法，反而损害身体健康。同时，药物养生固然是年老体弱者益寿延年的辅助方法，以补虚为主亦无可厚非。然而，临床本虚标实者也并不少见，若只谈其虚而不论其实，亦未免失之过偏。当今之人，生活水准提高了，往往重补而轻泻。然而，平素膏粱厚味不厌其多者，往往脂醇充溢，形体肥胖，气血痰食壅滞已成其隐患。因此，泻实也是抗衰延年的一个重要着眼点。《中藏经》所说"其本实者，得宣通之性必延其寿"，即是这个意思。在药物养生中，不可一味地叠进补药，而要在辨证的基础上，针对虚者，责其五脏气血阴阳之不足而补之；针对实者，责其气、血、寒、热之偏而泻之；对虚实夹杂者，又当补中有泻，泻中有补。总之，无论补虚、泻实，皆以补偏救弊来调整机体，起到益寿延年的作用。

（二）调补气血阴阳

用方药延年益寿，主要在于运用药物补偏救弊，调整机体出现的偏差，协调脏腑功能，使机体恢复原有的平衡。人体脏腑的虚损，不外乎气、血、阴、阳四个方面，气虚者以疲倦乏力、动则汗出、纳食减少等为特征，可选择人参、白术、茯苓、山药等以补气，血虚者以头昏目眩、面色萎黄、心悸失眠为特征，可选择阿胶、当归、白芍、酸枣仁等以养血，阴虚者以两颧发红、手足心热、夜间盗汗等为特征，可用熟地黄、麦冬、石斛、玉竹等以滋阴，阳虚者以畏寒怕冷、四肢不温、小便清长为特征，可用鹿茸、巴戟、淫羊藿、苁蓉等以壮阳。总之，补其不足而使其充盛，则虚者不虚，身体自可强健。同时，气虚时多易生湿滞气，血虚时容易生燥成瘀，阴虚时多易生火炼痰，阳虚时容易生寒停水，在补益阴阳气血的同时，还有辅以调气、除湿、润燥、行瘀、降火、化痰、散寒、利水等药，以恢复机体的整体平衡。

（三）调补五脏

药物养生的核心在于调整五脏的偏颇，使之恢复原有的平衡。中医学认为，人体是一个以五脏为中心的整体，五大系统在生理上相互联系、相互制约，在病理上相互影响、相互作用，五脏安和，则机体强健，疾病之生，皆由五脏受损所致。中华养生认为，人体健康长寿很重要的条件是先天禀赋的强盛与后天营养的充足。肾为先天之本，生命之根，元阴元阳之所在，肾气充盛，机体新陈代谢能力强，衰老的速度也缓慢；脾胃为后天之本，气血生化之源，机体生命活动需要的营养，都靠脾胃供给。正是如此，益寿方药的健身防老作用，多以护脾、滋肾为重点。

在用药上，如针对暴躁易怒、胁胀口苦、面红目赤等肝火旺盛者，可用决明子、夏枯草、菊花、金银花等代茶饮清肝泻火，并适当配些五味子、乌梅、麦冬等以养阴；如果以口干、腰酸、视物模糊等肝阴不足为主要见证者，可以用当归、白芍、生地黄、枸杞等制成药膳以滋阴养肝。对以舌尖红赤，小便热痛黄赤等心火旺盛表现者，可用淡竹叶、白茅根煮水代茶饮，或选用导赤散、六一散等成药清心利尿；心气阴两伤以心慌气短、乏力口干等为主要表现者，可以选用西洋参、太子参、五味子等泡服，或服用成药生脉饮以益心气养心阴。脾气不足以纳少、腹胀、大便稀溏为见证者，可用山药、扁豆、薏苡仁、莲子等煮粥食疗益气健脾；湿邪困脾以胸脘痞闷、食少腹胀、大便黏腻不爽为主要见证者，可用藿香、佩兰、苍术、厚朴等以芳香醒脾。痰浊壅肺以咳嗽、咯痰、喘促为主要见证者，可用苏子、莱菔子、白芥子煎汤代茶饮降气化痰平喘；肺气不足以咳喘、乏力、短气为主要表现者，可用冬虫夏草、蛤蚧、紫河车等研粉，长期吞服，以补益肺气。以腰膝酸软、潮热盗汗、五心烦热等为见证的肾阴虚者，可长期服用六味地黄丸或知柏地黄丸以滋肾清热；以腰膝冷痛、畏寒肢冷、小便清长等为见证的肾阳虚者，可长期服用金匮肾气丸以补肾壮阳。

（1）人参味甘微苦，性温。本品可大补元气，生津止渴，对年老气虚，久病虚脱者，尤为适宜。人参一味煎汤，名独参汤，具有益气固脱之功效，年老体弱之人，长服此汤，可强身体，抗衰老。人参切成饮片，每日嚼化，可补益身体，防御疾病，增强机体抵抗能力。

（2）黄芪味甘，性微温。本品可补气升阳，益卫固表，利水消肿，补益五脏。久服可壮骨强身，治诸气虚。清宫廷保健，多用黄芪补中气，益荣血，可取单味黄芪480 g，用水煎透，炼蜜成膏，以白开水冲服。

（3）当归味甘、性温。本品补血活血，调经。对于血虚萎黄，眩晕心悸，月经不调者，用当归炖汤食用，补血养血效果甚佳。

（4）阿胶味甘，性平，本品具有补血滋阴，止血安胎，利小便，润大肠之功效，为补血佳品。

（5）枸杞味甘，性平。《本草经疏》中介绍枸杞子："润而滋补，兼能退热，而专于补肾润肺，生津益气，为肝肾真阴不足，劳乏内热补益之要药……老人阴虚者十之七八，故服食家为益精明目之上品。"本品具有滋肾润肺，平肝明目之功效。

（6）鹿茸味甘咸，性温。《本草纲目》云："生精补髓，养血益阳，强筋健骨。"本品具有补肾阳、益精血、强筋骨之功效。单味鹿茸可冲服，亦可炖服。冲服时，鹿茸研细末，每服 0.5 ～ 1 g。炖服时，鹿茸 1.5 ～ 4.5 g，放杯内加水，隔水炖服。阴虚火旺患者及肺热、肝阳上亢者忌用。

（7）肉苁蓉味甘咸，性温。《神农本草经》谓其"养五脏，益精气"，《药性论》云："益髓，悦颜色，延年。"本品有补肾助阳，润肠通便之功效。本品单味服用，可以水煎，每次 6 ～ 15 g 内服。亦可煮粥食用，《本经逢原》云："老人燥结，宜煮粥食之。"用肉苁蓉加大米、羊肉煮粥，有补肝肾、润肠燥、强身体之功用。

其他养生法

在中国传统养生方法中，除了以上六节介绍的具体方法之外，还有许多其他行之有效的保健养生方法，如房事养生、娱乐养生和香薰养生等，现择其一二，略作介绍。

（一）房事养生

房事养生，就是根据人体的生理特点和生命的规律，采取健康的性行为，以防病保健，提高生活质量，从而达到健康长寿的目的。性行为是人类的一种本能，是人类生活的重要内容之一。房事保健的根本任务，是人的性生理、心理、性爱等一系列活动规律，通过宣传教育，使人们掌握性的必要知识和正规的性行为，培养高尚的性道德，提高人口的素质。

我国古代对房中养生有比较科学而系统的论述，概括起来，主要有以下几点：① 房事必须有节制。古人认为，房事适度则有益，而房欲太过则招灾致病。② 认为房事是人们所必需的。凡健康的成年男女，必须有正常的性生活，如果勉强抑制则非但无益，反而会导致气血阻滞、梦遗鬼交、漏精尿浊及其他各种疾病，所造成的损害将更加严重。③ 性生活必须感情高度和谐统一。古人已经认识到，性生活是一种感情生活，男女双方的情投意合很重要，不可不考虑对方的意愿和情感而勉强行房。④ 房事应根据不同的年龄特征和体质条件来安排，《玉房秘诀》认为"人有强弱，年有老壮"，因此房事的安排只能"各随其气力"。此外，古人特别强调"欲不可早"，反对早婚早育。

古代养生家还非常重视房事禁忌，强调"欲有所避""欲有所忌"。他们从人体的生理、病理及其与自然界的关系，提出了许多房事禁忌，如饱食和酒后禁忌入房；五劳七伤禁忌入房；疾病和康复期间禁忌入房；女子在经期、妊娠早晚期和产后百日禁忌入房，妊娠中期和哺乳期，必须节欲的保健原则。

（二）娱乐养生

娱乐活动内容丰富，形式多样，如琴棋书画、花木鸟鱼、旅游观光、艺术欣赏等。所谓娱乐养生，是指通过轻松愉快、活泼多样的活动，在美好的生活气氛和高雅的情趣之中，使人们舒畅情志、怡养心神，增加智慧、动筋骨、活气血、锻炼身体，增强体质，寓养生于娱乐之中，从而达到养神健形，益寿延年的目的。

用于养生的各种娱乐活动，要求其内容健康，情趣高雅，生动活泼，能给人以美的享受。在实践中，要注意以下三点：一是因人而异，应根据不同的年龄、职业、生活环境、文化修养、性格、气质，选择不同的娱乐形式，才能达到良好的养生作用；二是要保持轻松愉快的心情，应以调养身心为目的，切勿争强好胜，勿做力不从心的活动，否则反而对身体有害；三是娱乐宜和谐适度，不可沉迷不返，娱乐太过，于身体非但无益，反而有害。

（三）香薰养生

我国自古有香薰防治疾病、辟秽消毒、清洁环境的风俗和传统，古代香薰疗法有佩、焚两类。香佩法是香囊佩戴法的简称，是将所选用药材香料（麝香、苏合香、冰片、香薷、丁香花、藿香、佩兰、薰衣草、艾叶和金银花等）研成细末，或制成散剂装入布袋之中，佩戴于身上。中草药特有的香味和挥发性成分通过皮肤和眼、耳、口腔黏膜和呼吸器官吸收药物有效成分，达到提神醒脑、开窍醒神、辟秽祛湿的作用。香焚法即是将药香放入香炉内点燃，烟香四溢，直接通过呼吸道黏膜吸收而产生养生保健、防治疾病的作用。此外，有些药香还可杀虫解毒、除灭蚊蝇、清污辟秽、防腐去霉等。

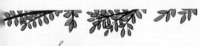

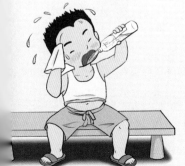

自 1959 年著名中医专家张志雄教授建科以来，在魏品康教授、岳小强教授等学科带头人的带领下，几代长征中医人踔厉奋发、脚踏实地、砥砺前行，立德惟长，全心全意服务军民；技卓以征，精益求精增进医术。目前科室为国家中西医结合临床重点学科、国家中医药管理局中西医结合胃癌重点专科（专病）、上海市综合性医院示范中医科、上海市中西医结合胃癌特色专科。科室以消化道肿瘤的中医药防治为学科中心，中医消化、中医肾病、中医皮肤、中医妇科、训练伤防治等亚学科齐头并进、多点开花，在多个疾病上建立了特色学术思想，形成了多个特色科室疗法；经过多年努力，科室配合医院药剂科研发了一系列疗效显著、服用便捷的长征特色自制剂。这些中医药的特色疗法、特色制剂是军民心中的长征医院"征"功夫，是长征医院中医科为军民服务的"传家宝"。

胃癌中医综合治疗

立足学科和中医药自身优势，融合现代医学最近诊疗进展，我们在"预防为上""邪正并举""以人为本"等原则指导下，针对胃癌前病变、胃癌手术治疗、术后复发/转移和晚期胃癌等不同阶段，制订了中医预防、中药联合手术、中药联合化疗、中药联合放疗、全程中医治疗等个性化方案，形成了较完备的胃癌综合治疗体系。

（一）中药预防胃癌前疾病

胃癌前疾病系指有较多机会发生胃癌的疾病，如慢性萎缩性胃炎、胃息肉、慢性胃溃疡、胃手术后残胃、肥厚性胃炎等。除质子泵可有效促进溃疡愈合，临床还缺少针对大多数胃癌前疾病的预防性用药。低级别上皮内瘤变是容易发生胃癌的病理状态，目前西医尚无有效用药。中医药从病证结合角度，对干预上述胃癌前疾病疗效确切，科室近年来也形成了针对慢性胃炎的"消痰和胃方"、针对胃食管反流病的"左金胃康方"、针对萎缩性胃炎的"参合胃康方"等一系列制剂，可有效缓解症状，逆转病理状态，降低胃癌发生率，为胃癌二级预防提供有效治疗方法。

（二）中药联合手术干预早期胃癌

早期胃癌在通过内镜或手术切除后，现代医学多主张辅以密切随访，尚缺乏相应的干预手段。中医药着眼于整体，主张针对肿瘤产生的土壤，积极改善诱发肿瘤的机体环境，做到"正气存内，邪不可干"，预防肿瘤再次发生。我科创制的消痰散结方、仙人菇口服液等制剂可有效降低早期胃癌的复发水平。

（三）中医联合化疗预防术后复发

手术是胃癌根治的首选治疗手段，临床手术根治后的 T2 期以上患者还需进行常规辅助化疗，以防其复发。但化疗副作用大，许多患者无法耐受，且从远期疗效来看胃癌的复发/转移率仍居高不下。对此科室提出如下策略：近期，针对手术后需化疗的胃癌患者，按辨证分类后给予个性化用药，配合化疗联合使用，提高化疗完成率；远期，待化疗完成后，辅以抗肿瘤中药静脉滴注和中药汤剂口服，维持治疗，降低肿

瘤复发 / 转移率。

（四）中药联合放疗减毒增效

放疗是针对不能手术肿瘤，或术后病灶残留，或术后局部复发 / 转移患者的常用方法。但放疗副作用大，患者可以出现恶心、呕吐、腹泻等消化道症状，同时伴有白细胞、血小板等指标下降等。中医针对放疗类似"火毒"的特征，运用滋阴扶正、泻火解毒等原则配合使用，可有效降低其副作用，提高放疗完成率，改善患者长期预后。

（五）中医为主全程方案

对于因疾病进展、体质较差、主观意愿等因素而无法接受手术或放化疗的患者，我们提出了中医为主的全程干预方案。在"邪正并举"原则指导下，一方面选用患者可耐受的"以毒攻毒"中药配合抗肿瘤中药注射剂来尽最大可能抑制肿瘤，延缓或逆转其进展；同时配合口服和静脉使用具有扶正作用的中西药物，以提高患者免疫，改善生活质量，实现"带瘤生存"的远期目标。

聚焦脾胃病

长征医院中医科自创科以来，一直以中医脾胃病诊疗作为主要研究方向。首任科主任张志雄教授为上海"张氏医学"第十一代传人，为新中国成立后首批国家级名老中医，擅长脾胃病的诊治。其后魏品康教授以"痰"立论，创立消痰八法，广泛用于各种消化道疾病的治疗，疗效卓著。近几年岳小强主任进一步提出"胆胃同治""肝脾同调"的脾胃病调治新理念。经过几代科室主任及全体成员的共同努力，在中医脾胃病诊治方面优势明显已经成为长征医院中医科的特色优势。

科室经过多年的积累，已经形成多个脾胃病诊治的协定方，如针对慢性胃炎的"消痰和胃方"、针对胃食管反流病的"左金胃康方"、针对萎缩性胃炎的"参合胃康方"、针对晚期胃癌的"滋阴化痰汤"等，目前疏肝健脾安神的白龙解郁颗粒已成为院内制剂，治疗溃疡性结肠炎的"白术黄连微丸"正在新药研发之中。为更好地发挥中医药在脾胃病治疗中的特色和优势，我科还将"针灸""穴位贴敷"等中医外治疗法运用于消化道疾病的防治，借助穴位贴敷、注射、艾灸、温灸等手段，发展了"温中和胃贴""健脾温阳灸"等特色外治疗法，使消化道疾病的治疗进入"内外结合""防治并举"的综合干预模式，受到了患者的一致好评。

神奇的刃针疗法

刃针，又称微针刀，其外形似针灸的针，但尖端有一狭窄的刀刃，可发挥针刺及刀切割的双重功能，是在现代西医外科手术疗法与中医传统针刺疗法的基础上，形成的新型中医医疗器械。借助"针"与"刀"合一，它可以通过针刺激发经气、疏通气血，发挥止痛作用，通过刀刃直接松解病灶周围组织的粘连、挛缩，降低周围组织压力，从而缓解神经、血管的压迫，恢复正常生理结构，为周围组织重建创造条件。此外，操作过程中的机械刺激，还可诱导产生内源性阿片肽物质，发挥镇痛作用。与普通小针刀不同，刃针的创伤小、副作用少、无须麻醉、施治方便、患者几乎无痛苦，在临床中具有明显优势。

（一）慢性颈腰关节痛，其实是经筋病

随着社会发展和人们生活方式的改变，颈椎病、腰椎病和骨关节病等日益高发，并呈现迅速年轻化的趋势。传统上普遍认为上述疾病系椎间盘变形及压迫、关节磨损或增生、软骨变形或破坏等骨性改变所致。但近年来的医疗实践证实，上述病症多始于长期不良习惯或急性损伤引发的肌肉劳损，肌肉损伤通常早于骨骼损伤，而椎体的曲度改变、关节的骨质增生等，常需要多年的积累才能最终形成。这也是为什么许多年轻颈椎病、腰椎病患者到医院检查后，却发现椎体正常或基本正常的原因。所以在上述病症的早期阶段，中医认为其基本病理为"伤筋"所致，将这些患者临床症状明显、但骨性改变不显著的运动系统病症统称为"经筋病"。

常见的经筋病包括如下几种。

（1）颈椎病：椎动脉型颈椎病、神经根型颈椎病。

（2）腰椎病：腰椎间盘突出症、慢性腰肌劳损、第三腰椎横突综合征、腰椎骨质增生、腰椎管狭窄。

（3）软组织损伤：慢性软组织损伤、陈旧性软组织损伤急性发作、部分急性软组织损伤。

（4）滑囊炎、急慢性腱鞘炎和腱鞘囊肿、肌筋膜疼痛综合征。

（5）骨关节病：骨刺、屈指肌腱狭窄性腱鞘炎、膝骨关节炎、跟痛症、肩周炎、肱骨外上髁炎（网球肘）。

（6）神经痛：枕神经痛、带状疱疹后遗神经痛、坐骨神经痛。

（二）针刀合一中肯綮，筋顺脉畅一身轻

刃针因为其粗细与传统针灸针相差无几，所以施治时不需要借助麻醉，具有损伤小、方法简单、痛苦小、见效快、花钱少等优点，借助其针与刀的双重优势，用针的穴位刺激来疏通人体经络，结合刀的切割松解肌肉、筋膜、肌腱等的局部粘连，可以将许多迁延难愈的经筋病或包括经筋损伤的疾病如颈椎病、腰椎病、软组织损伤、肩周炎、骨关节炎等由难治变为可治、施治由复杂变为简单、疗程由迁延变为速愈，从而为患者提供了一种简单、速效、低成本的治疗手段。

（三）严格控制适应证，疗效确切易为功

虽然对许多骨关节病和软组织损伤而言，刃针治疗优势明显，但也并非人人皆宜。临床除了要严格选择适应证，有下列情况者还须禁止或谨慎使用。

（1）严重内脏病发作期，如冠心病心绞痛、糖尿病酮症、严重肾功能不全等。

（2）治疗部位有较严重的皮肤病、感染及坏死化脓者。

（3）治疗部位有重要的神经、血管和重要脏器不能避开者。

（4）凝血功能障碍者。

（5）诊断不明确者。

（6）体质虚弱、晚期癌症患者。

（7）严重的骨质疏松或骨结核患者。

对于临床许多病情较重的患者，尤其是肩周炎等大关节病变，则常需选用传统针刀施治，甚至还要结合局部封闭治疗。只有在严格筛选患者的基础上，刃针治疗才会更好发挥出其优势，为骨病患者提供一种安全、便捷、高效、可靠的治疗手段。

冬病夏治三伏贴

三伏贴是冬病夏治穴位贴敷疗法中最常用的方法之一。指在夏季最热的三伏节气，将具有温阳祛寒作用的中药打粉并加入姜汁或酒，制成药饼或药丸，外敷于人体不同穴位，让温阳散寒药物假借自然界阳热来扶助机体正气、祛除体内沉寒痼冷的一种中医特色疗法。

长征医院中医科针对目前三伏贴药物"黑""大""粗""疱"的现状，存在药粉吸收差、药品浪费严重、临床使用不便、沾染患者衣服、容易起疱感染等弊端，提出"药粉提取""辅料升级""药剂增效""药物促透"等重大革新举措，经过十余年临床运用，不仅收获患者一致好评，而且已然成为中医科特色治疗的一张名片。

（一）长征三伏贴具备以下特点

（1）选药精当，配方安全：传统穴位贴敷药物容易造成皮肤发疱，在夏季皮肤出汗多的情况下容易造成皮肤感染甚至溃烂。我科穴位贴敷方采用9味安全可靠的具有温阳散寒功效的中药，可极大提高安全性。

（2）药物制备，提取精华：我科使用的贴敷药粉不是中药饮片的粗打粉，而是将药物经"水提醇沉""挥发油收集"等药学制备工艺后得到的浸膏粉，可以说是贴敷药物的"有效精华"部分。制备后的药粉 1 g 相当于原药材 8 g，体积减少后的药物精华更容易被皮肤吸收。

（3）膏剂剂型，更易吸收：传统的贴敷疗法是将药粉制成药丸贴敷于皮肤，药物接触皮肤面积较小，较多药物并不接触皮肤，造成吸收率低，药物浪费。我科将提纯粉加黄酒姜汁等制备成膏剂，涂抹于穴位及周围，药物接触面积大，借助药酒吸收效率更高。

（4）药剂促透，提高疗效：在药物中加入促透剂，使药物透皮效果增强。

（5）发热敷料，一举多得：传统贴敷采用具有黏性的贴纸或胶布作为敷料。我科采用了具有自发热功能的穴位贴敷治疗贴，及外敷烫熨治疗贴，具有三大优势：① 黏性较好，该治疗贴黏性较好，不易脱落，避免药物沾染衣物；② 模拟艾灸，其发热涂层能够持续性产热，模拟了艾灸的作用，起到温阳散寒，刺激穴位的功效；③ 促进渗透，热敷贴的持续发热作用使药物有效成分分子运动加速，促进其渗透入皮肤，提高了吸收效率。

（二）三伏贴适用于以下疾病

（1）呼吸系统疾病：慢性咳嗽、哮喘、慢性支气管炎、慢性阻塞性肺病、反复感冒等。

（2）软组织损伤：腰肌劳损、肩周炎、颈椎病、膝关节炎等症见关节疼痛、肢体麻木。

（3）化系统疾病：慢性胃炎、慢性肠炎、消化不良等。

（4）耳鼻喉科疾病：过敏性鼻炎、慢性鼻窦炎、慢性咽喉炎等。

（5）儿科疾病：哮喘、咳嗽、支气管炎、体虚易感冒、脾胃虚弱等。

（6）妇科疾病：慢性盆腔炎、痛经、经行泄泻、不孕症等。

（7）其他：阳虚型体质的人群。

中医制剂"征"功夫

（一）清热败毒颗粒

【药品介绍】清热败毒颗粒由中医名方五味消毒饮加银翘散化裁，合二者之长，增强清热解毒、退热消肿的功效。采用现代中药的动态提取、薄膜闪蒸、喷雾干燥等先进技术，成功研发成无蔗糖型颗粒，糖尿病患者亦可放心使用。清热败毒颗粒作为上海长征医院特色制剂，近年来受到了广泛的研究关注。多项临床研究表明，该药物在治疗感冒、发热、咽痛等症状方面具有良好的疗效。同时，也有基础研究揭示了其抗炎、免疫调节等作用机制，可以帮助降低体温、清除感冒引起的喉咙痛、肌肉酸痛等症状，它还可以促进呼吸系统的平稳运行。清热败毒颗粒不但临床疗效显著，口感亦是一绝，深受患者喜爱，享有"长征咖啡"之美誉，是我院援外医疗队及战备任务常规品种。除了可用于治疗风热感冒引起的发热头痛、咳嗽咽干、咽喉疼痛之外，对病毒性感染、流行性感冒亦有显著疗效。在"非典"新冠感染中发挥了积极的作用。现代药理学研究发现，清热败毒颗粒具有显著的抗菌、消炎、抗病毒和调节免疫功能的作用。

【主要成分】金银花、板蓝根、连翘、蒲公英、龙葵等。

【功能主治】清热解毒，疏风散热。主治外感发热、咳嗽咽干、咽喉、牙龈肿痛等。适用于感冒及上呼吸道感染、急性扁桃体炎、无名肿毒等。

【用法用量】冲服，每次1袋，每日2～3次，或遵医嘱。

（二）白龙解郁颗粒

【药品介绍】白龙解郁颗粒是我院中医科魏品康教授根据痰证理论结合现代人情志失调特点组方而成的中药制剂，具有抗抑郁、抗焦虑及改善睡眠障碍的作用，起效快且无明显的毒副作用，也适用于军事作业环境的长远航心理应激预防等情况，效果显著。

【主要成分】当归、石菖蒲、柴胡、制半夏等。

【功能主治】镇静安神、除烦解郁、清热泻火。主治心烦意乱、情绪低沉、悲忧欲哭、善感多愁、躺而不寐、眠而不实，或自觉全身不适、头目昏重、口燥咽干，或重病焦虑等。

【用法用量】开水冲服。每次1袋，每日2次，或遵医嘱。

（三）知百安神口服液

【药品介绍】知百安神口服液出自张仲景《金匮要略》名方——百合知母汤。这一方剂简洁而精妙，百合与知母两味药材的搭配，既体现了中医药的"君臣佐使"配伍原则，又展示了中医药治疗疾病的独特思路。其组方特点在于百合能润肺清心、益气安神，知母能清热生津、除烦润燥。两者相辅相成，一润一清，一补一泻，共奏润肺清热、宁心安神之功。从中医角度讲，抑郁症的发生与身体内部脏腑器官功能的失调有关。知百安神口服液的配伍特点体现了中医药治疗疾病时注重调和阴阳、补益虚损、清热润燥的治疗原则，临床用于治疗百合病（抑郁症）误汗后，津液受伤，虚热加重，心烦口渴者。

【主要成分】百合、知母等。

【功能主治】清热润肺、宁心安神。用于百合病、抑郁症、神经症等的治疗。

【用法用量】口服。每次10～20 mL，每日3次，或遵医嘱。

（四）仙人菇口服液

【药品介绍】仙人菇口服液是我院名老中医工作室负责人、中央军委保健委员会专家魏品康教授基于临床经验和中医理论研制而成的天然干扰素诱生剂、免疫调节剂，由黄芪、人参、灵芝、冬虫夏草菌丝体等8味中药组成。临床应用近30年，具有显著抗疲劳，提高人体免疫力的功效。针对易疲劳、免疫力低下的患者人群正气已伤、正虚邪实、不耐攻伐的特点，以中医整体观念理论为指导，施以黄芪、人参、冬虫夏草菌丝体等益气扶正药物，正邪兼顾，标本兼治。多项临床研究表明，仙人菇口服液对于改善疲劳综合征患者的疲劳程度、睡眠质量、免疫功能等方面均有一定的改善作用，可使人体内 α、β 干扰素含量提高 10～20 倍，从而提高自然杀伤细胞活性，调节免疫细胞功能、对抗白细胞下降、促进人体蛋白合成，改善机体能量代谢，减轻炎症反应，保护和增强人体免疫功能，疗效显著，安全无副作用，深受现代都市工作者和部队官兵喜爱。

【主要成分】淫羊藿、人参、黄芪、虫草菌丝体等。

【功能主治】益气填精，扶正固本。用于慢性消耗性疾病、疲劳综合征、血虚证及免疫功能低下者。

【用法用量】口服。每日 3 次，每次 10～20 mL，或遵医嘱。

（五）金龙蛇口服液

【药品介绍】金龙蛇口服液为上海长征医院创制的一系列卓有成效的治疗胃癌的院内制剂。设计思路基于"痰"是肿瘤产生发展的物质基础，选用制南星燥湿消痰散结，鸡内金消导软坚散结，以沉香、枳实壮其用；用蛇莓、全蝎、蜈蚣、天地龙通络消痰，解毒散结；用蛇六谷、凌霄花增其效；炙甘草顾护脾胃，调和诸药，又可缓解诸药之毒性。全方相辅为用，以攻逐痰毒，消散痰结为主，兼以理气化痰，健脾和胃，通络止痛。通过调节细胞黏附分子、影响新生血管形成等途径改造肿瘤转移和复发的物质基础而达到抑瘤抗转移的目的。前期研究显示，金龙蛇治疗Ⅳ期胃癌可明显改善临床症状；一年生存率优于国外同类病例。更为重要的是，中医药副作用相对较小，易于接受，临床中可用于胃癌全程干预。

【主要成分】制南星、天龙、地龙、蛇莓等。

【功能主治】消痰破瘀、软坚散毒。用于胃癌、肠癌、食道癌等消化系统肿瘤及其他恶性肿瘤。

【用法用量】口服。每日3次，每次20 mL；有癌转移者，每日3次，每次30 mL，或遵医嘱。

（六）清肺利咽口服液

【药品介绍】清肺利咽口服液由中医七大养肺名方——养阴清肺汤化裁而来，出自清代名医郑梅涧的《重楼玉钥》。经过临床20多年的摸索和积累，不断优化工艺，强化标准，提升质量，获批为我院特色中药制剂。清肺利咽以生地为君药，苦寒清泄，养阴生津，清热凉血；玄参、麦冬为臣药，养阴生津，降火解毒，益胃生津；佐以牡丹皮清热凉血，活血消肿，白芍敛阴养血，川贝润肺化痰止咳，薄荷辛香凉散，解表利咽；甘草解毒调和；诸药合用共奏养阴润燥、清肺利咽之功。全方凉而不寒，邪正兼顾，滋肺阴、清肺火、利咽止咳化痰。可用于阴虚肺燥、咽喉干燥、干咳少痰，或痰中带血。清肺利咽口服液是传统中医理论与现代制药技术相结合的产物，它既传承了中医治疗呼吸道疾病的精华，又满足了现代人对便捷、有效药物的需求。在使用时，应结合具体症状和个人体质，遵医嘱合理使用。

【主要成分】川贝母、麦冬、玄参、薄荷等。

【功能主治】养阴润燥、清肺利咽。用于阴虚肺燥、咽喉干痛、干咳少痰，或痰中带血。

【用法用量】口服。每次 10 ～ 20 mL，每日 2 ～ 3 次。

（七）清音颗粒

【药品介绍】清音颗粒是源自中医理论和临床实践。其组方思路可以追溯到古代医书中治疗咽喉疾病的方剂，如《温病条辨》中的银翘散、桑菊饮等。作为一种现代中成药，清音颗粒是在传统方剂的基础上，经过现代药学研究和临床实践优化而成的。它融合了传统中医理论和现代制药技术，主要针对中医理论中的"肺胃热盛""风热犯肺"等证候，具有清热解毒、利咽消肿、祛痰止咳等多个方面，体现了中医治疗的整体观念。

【主要成分】夏枯草、牡丹皮、胖大海、薄荷等。

【功能主治】清热润喉、软坚化结，祛瘀开音。用于声带小结，声带息肉，急、慢性喉炎之失音等。

【用法用量】开水冲服。每次 1 袋，每日 2 次，或遵医嘱。

（八）祛斑口服液

【药品介绍】祛斑口服液是一种中成药，主要用于改善皮肤色素沉着问题。面部斑点的形成与肝、脾、肾等脏腑功能失调有关，特别是与血虚、气滞、湿热等证候相关。基于中医"治病求本"的原则，祛斑口服液的配方旨在调节脏腑功能，改善气血运行，从而达到祛斑的目的。其组方融合了传统中医方剂如四物汤、当归补血汤等，结合现代药理学研究和临床实践开发而成。祛斑口服液融合了传统智慧和现代科技，即传承了中医内调外养的治疗思想，又满足了现代人对皮肤美容的需求。

【主要成分】党参、黄芪、当归、益母草等。

【功能主治】补气、燥湿、活血、调经。用于黄雀斑、黑变斑、白癜风。

【用法用量】口服。每次 20 mL，每日 3 次。

（九）乐肤口服液

【药品介绍】乐肤口服液源于中医理论，主要用于治疗湿疹、荨麻疹等皮肤疾病。其配方基于中医"治病求本"的原则，具有苦寒清热、燥湿止痒、理气行滞的功效。多项临床试验评估了乐肤口服液对各种皮肤疾病的疗效。研究显示其在治疗湿疹、荨麻疹等方面有一定效果，可通过调节免疫功能、抗炎、抗过敏等途径发挥作用。随着皮肤病发病率上升和人们对中医药的认可度提高，乐肤口服液的应用范围逐渐扩大，研究者致力于改进制剂工艺，提高有效成分的提取率和稳定性，显示出中医药在皮肤病治疗中的潜力。

【主要成分】苦参、黄芪、白术、茯苓等。

【功能主治】苦寒清热、燥湿止痒、理气行滞。用于急性和慢性湿疹、接触性皮炎、脂溢性皮炎、痤疮。

【用法用量】口服。每次 20 mL，每日 3 次。小儿酌减。

（十）安舒液

【药品介绍】安舒液为上海长征医院特色制剂，是一种结合了传统中药理论与现代制药技术的中药制剂。组方由黄柏、地肤子、白鲜皮、白芷、当归 5 味药提取加工而成。具有清热燥湿、祛风止痒功效，用于治疗湿疹、皮炎、皮肤瘙痒症等。药理研究发现安舒液中各成分的药理作用，包括抗炎、抗菌、抗过敏等效果，以及它们如何协同作用以达到治疗目的。

【主要成分】黄柏、白鲜皮、地肤子、白芷等。

【功能主治】清热燥湿、祛风止痒。用于湿疹、皮炎、皮肤瘙痒症等。

【用法用量】外用，取本品 20 ～ 30 mL 加适量水擦洗全身后用清水冲洗干净，局部用量酌减。每日 1 次，或遵医嘱。

（十一）益心饮

【药品介绍】益心饮源于由张仲景所著《伤寒论》名方——炙甘草汤，为历代治疗心律失常的经典方。益心饮在炙甘草汤的基础上融合了生脉饮、丹参饮等中医经典名方，将炙甘草汤从气血阴阳并补的扶正补虚方扩展为补虚的同时兼顾理气、化痰、活血。我院特色制剂中心采用水提醇沉的现代制剂工艺优化，使益心饮在古方的基础上温而不燥，滋而不腻，益气养血，滋阴通阳，行气化痰、活血通脉，更加符合现代人心悸、怔忡的特点。除改善心功能外，益心饮还可能具有抗炎、抗氧化、改善内皮功能等作用，安全性好，适合长期服用。该制剂在我院临床应用 30 多年，在治疗各种病因引起的心律失常、房颤、室性早搏等方面疗效显著，并荣获上海药学科技进步奖二等奖。

【主要成分】炙甘草、丹参、黄芪、党参等。

【功能主治】益气养阴、补血通脉。用于心气虚或气阴两虚血亏者。症见：心悸、胸痛、胸闷、心烦、气短、脉结代等。亦用于心肌炎、冠心病、肺心病所致心律失常，见有上述症状者。

【用法用量】口服，复发期每次 30 mL，恢复期每次 10 ～ 20 mL，每日 3 次。

（十二）丹芎地黄颗粒

【药品介绍】丹芎地黄颗粒是上海长征医院特色制剂，它针对脑外伤的患者常表现为头痛、头昏、眩晕、恶心、呕吐、等临床症状，采用行气活血止痛之良药延胡索及白芷为君药；辅以当归、川芎、丹参等活血祛瘀、祛风止痛，使气血双调，增强活血行气止痛之功效；又佐以厚朴理气、燥温、消痰，细辛祛风散寒、通窍止痛，菊花、生地黄、珍珠母、钩藤等清热平胆、息风定惊、清醒头目，用五味子、夜交藤、熟地黄、煅牡蛎滋阴补血、安神定惊，用茯苓利水渗湿、健脾宁心；甘草缓急止痛，调和诸药为使，协诸药共奏破血逐瘀、行气止痛、宁心安神之功。

【主要成分】白芷、川芎、当归、丹参等。

【功能主治】破血逐瘀、行气止痛，宁心安神。用于脑外伤综合征、脑血管病后遗症和神经症。

【用法用量】开水冲服。每次 12 g，每日 2 次，或遵医嘱。

（十三）复方沙塔干口服液

【药品介绍】复方沙塔干口服液主要组成部分包括水蛭、川芎。该制剂用于中风之偏身麻木，半身不遂、微循环障碍及相关症状。水蛭中含有的抗凝血因子能有效预防血栓形成，扩张微血管，增强血液流动性。有效成分蛋白酶及川芎的活性成分，具有明显的抗氧化和抗炎活性，能够减轻组织损伤和炎症反应。

一项对脑卒中患者的随机对照试验表明，复方沙塔干口服液能显著改善神经功能缺损、降低血浆同型半胱氨酸水平。体外试验表明，复方沙塔干口服液能够抑制血小板聚集、减少炎症因子产生，并增强人脐静脉内皮细胞的迁移和增殖能力。复方沙塔干口服液通过其独特的多目标疗效，展现出对脑血管疾病及其相关症状的潜在治疗价值。同时，上海长征医院特色中心通过构建标准化生产和质量控制确保制剂的一致性和疗效。该制剂曾荣获上海药学科技进步奖二等奖。

【主要成分】水蛭、川芎。

【功能主治】活血化瘀、散结行气、祛风止痛。用于中风之偏身麻木，半身不遂等。

【用法用量】口服，每次 10 mL，每日 3 次，或遵医嘱。1 个月为 1 个疗程。

（十四）益气醒脑饮

【药品介绍】益气醒脑饮为清代中医大家王清任"补阳还五汤"的化裁之作，为中风后气虚血滞，脉络瘀阻所致的半身不遂，口眼歪斜之症所设，临床用之于中风病后遗症每多获效。益气醒脑饮根据临床所见中风病的病症及其病机，在补阳还五汤益气活血的基础上，增加理气化痰、醒脑开窍的功能。方中以大力补气的黄芪为君药，意在气旺则血畅瘀消、津化痰消、经脉畅通；辅以丹参、川芎、红花、桃仁活血化瘀；佐以胆南星、石菖蒲、炙远志化痰通络、醒脑开窍；使以枳实理气化痰，协诸药通达病所，共奏益气活血、醒脑开窍之功。该制剂荣获上海药学科技进步奖二等奖。

【主要成分】黄芪、川芎、红花、桃仁、丹参等。

【功能主治】益气活血、消栓通络、醒脑开窍。用于中风病的中经、中络证（即缺血性脑血管病）的急性期、恢复期、后遗症期及中腑证、中脏证（即出血性脑血管病）的恢复期、后遗症期。

【用法用量】口服。每次 20 mL，每日 3 次，饭后 1 小时服用，或遵医嘱。

（十五）雅静胶囊

【药品介绍】高血压是典型的情绪相关性疾病。焦虑和烦恼在高血压的发病因素当中扮演着重要角色，尤以精神压力较大的中年人（特别是以舒张压升高为主的白领阶层）和退休在家、较孤独的老年人更为明显。因此，上海长征医院心内科终身教授吴宗贵与我院特色制剂中心共同研发了雅静胶囊，旨在"给疗效做加法，给副作用做减法"。减少服药量，降低不良反应，但疗效叠加，从而达到"增效减毒"的作用。由知母、百合、厄贝沙坦、氢氯噻嗪组成的新型抗高血压复方制剂"雅静胶囊"，中药成分知母、百合可增强厄贝沙坦和氢氯噻嗪的降压作用，并具有保护的心脏、肾功能等作用。最为重要的是，知母、百合具有抗焦虑、抗抑郁作用，成为"没有焦虑，没有烦恼，就没有治不好的高血压"的解题关键。将中药与西药结合，组成复方降压药制剂，得到临床极好的反馈。雅静胶囊获得了多个国家发明专利，20 年的临床应用展现了显著的疗效。

【主要成分】知母、百合、厄贝沙坦、氢氯噻嗪。

【功能主治】原发性高血压，尤其适用于伴有精神紧张、焦虑、忧郁的高血压患者。

【用法用量】口服，每日 2 次，早晨 2 粒，晚上 1 粒，或遵医嘱。

（十六）顺势康胶囊

【药品介绍】顺势康胶囊为上海长征医院研制的非标准复方制剂，处方由党参、黄芪、麻黄等 9 味中药组成，具有补中益气、健脾敛肺、升阳举陷的功效，临床上用于治疗变应性鼻炎、慢性鼻炎、分泌性中耳炎及慢性外耳道炎等。黄芪、麻黄和甘草依次为此配方中的君药、臣药与佐药。

【主要成分】黄芪、党参、山药、白术、麻黄、诃子肉、苍耳子、大枣、甘草。

【功能主治】补中益气、健脾敛肺、生阳举陷。用于治疗变应性鼻炎、慢性鼻炎、分泌性中耳炎及慢性外耳道炎等。

【用法用量】口服。每次 2 ～ 6 粒，每日 2 ～ 3 次，或遵医嘱。

（十七）铁必康胶囊

【药品介绍】铁必康胶囊由磁石、骨碎补、葛根、黄精、枸杞子、熟地黄、漏芦、石菖蒲和酒大黄9味药组成，为上海长征医院的非标准复方制剂，具有补肾健脾、益气活血的作用。药理研究发现铁必康中的成分能够促进铁的吸收，增强机体对铁的利用率。某些成分如黄芪、人参等还有助于增强免疫功能，提升身体的抗病能力。

【主要成分】磁石、黄精、枸杞子、熟地黄等。

【功能主治】补肾健脾、益气活血。用于治疗慢性缺铁性耳聋以及铁代谢障碍相关的各类非感染性、非遗传性感音神经性耳聋或梅尼埃病引起耳鸣、耳聋与眩晕等。

【用法用量】口服。每次4粒，每日3次，或遵医嘱。